DE LA CURABILITÉ

DES

ACCIDENTS PÉRITONÉO-HÉPATIQUES

D'ORIGINE ALCOOLIQUE

(ASCITE CURABLE — CIRRHOSE CURABLE)

PAR

Le Dr Eugène WILLEMIN

Ancien interne des hôpitaux de Paris

PARIS

G. STEINHEIL, ÉDITEUR

2, RUE CASIMIR-DELAVIGNE, 2

1890

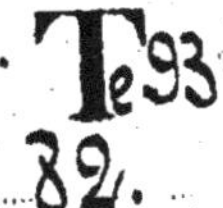

DE LA CURABILITÉ

DES

ACCIDENTS PÉRITONÉO-HÉPATIQUES

D'ORIGINE ALCOOLIQUE

(ASCITE CURABLE — CIRRHOSE CURABLE)

PAR

Le Dr Eugène WILLEMIN

Ancien interne des hôpitaux de Paris

PARIS

G. STEINHEIL, ÉDITEUR

2, RUE CASIMIR-DELAVIGNE, 2

1890

A M. LE DOCTEUR HÉRARD

Je me permets d'offrir cette thèse à M. le Dr Hérard qui a bien voulu m'en conseiller le sujet, et m'en faciliter l'exécution. Il a été mon premier maître dans l'étude de la médecine, et depuis lors il n'a cessé en toute occasion de me témoigner une bienveillance et un intérêt dont je ne saurais assez lui exprimer ma reconnaissance. Je voudrais aussi pouvoir lui donner un témoignage de gratitude pour les soins dont il vient d'entourer les derniers instants de mon père ; le souvenir de sa bonté pendant ces tristes moments restera toujours présent à mon esprit comme un touchant exemple et une leçon inoubliable du dévouement et de la consolation qu'un médecin peut apporter à ses malades.

Après lui, je tiens à remercier de tout cœur les maîtres aux services desquels j'ai été attaché, soit comme externe, M. le professeur Panas, M. Siredey et M. Millard ; soit comme interne titulaire ou provisoire, MM. Vidal, Terrier, Kirmisson, Bucquoy et enfin M. Ferrand, dont l'amabilité parfaite ne peut qu'augmenter mes regrets de quitter les hôpitaux. MM. Tapret, Merklen, Brocq, de Beurmann et Quénu furent aussi mes maîtres pendant un temps trop court ; ils m'ont témoigné une bienveillance que je ne saurais oublier.

En toute occasion MM. Reynier et Stackler m'ont aidé et soutenu de leur amitié et de leurs conseils, il serait superflu de les assurer de mes sentiments reconnaissants.

Enfin M. Lancereaux a mis à ma disposition avec une extrême bienveillance un grand nombre de ses observations de cirrhose, et M. Semmola en m'envoyant ses leçons m'a permis d'en tirer bien des notions intéressantes, je les en remercie vivement. M. le professeur Hayem a bien voulu me faire l'honneur d'être mon président de thèse, je lui en adresse tous mes remerciements, comme pour tous les enseignements que j'ai recueillis auprès de lui, étant interne provisoire, dans son beau service de Saint-Antoine.

DE LA CURABILITÉ

DES

ACCIDENTS PÉRITONÉO-HÉPATIQUES

D'ORIGINE ALCOOLIQUE

(ASCITE CURABLE — CIRRHOSE CURABLE)

CHAPITRE PREMIER

Revue historique sur la curabilité de l'ascite et de la cirrhose du foie.

I

« On regarde généralement la cirrhose alcoolique du foie comme
« une affection dont la marche est progressive et fatale, et l'on sait
« que la paracentèse abdominale est habituellement suivie à bref
« délai de la reproduction de l'épanchement. Les choses ne se pas-
« sent pas toujours ainsi. »

M. Troisier, à l'appui de son affirmation, rapportait, dans la séance
du 9 juillet 1886 de la Société médicale des hôpitaux, une observation de
« *disparition de l'ascite,* à la suite d'une diurèse abondante, dans un
cas de cirrhose probable du foie ». MM. Moutard-Martin, Richard, Féréol, Legroux, Guyot signalèrent sur-le-champ des faits analogues et,
trois semaines après, M. Dujardin-Beaumetz en communiqua un nouvel
exemple. A cette époque, 29 juillet 1886, parut la thèse de Coutray de

Pradel, élève de M. Hanot, sur la pathogénie et la curabilité de l'ascite dans la cirrhose alcoolique du foie au début.

Sans remonter à Hippocrate, Galien, Riolan ou Portal, le fait n'était pas nouveau. Monneret (*Archives générales de médecine*, 1852) a décrit un cas de cirrhose où l'ascite disparut complètement après que les veines des parois abdominales se furent dilatées. Plus tard, le malade succomba à une pneumonie double, et le diagnostic fut confirmé à l'autopsie. Dans l'été de 1850, dit Frerichs, j'ai été à même d'observer un malade qui, au retour de Carlsbad, vint me consulter. Il présentait tous les symptômes de la cirrhose, tels que : ascite, ictère léger, troubles de la digestion stomacale et intestinale, diminution du volume du foie, hypertrophie de la rate, anémie. Sous l'influence de la rhubarbe, du choléate de soude et de l'eau de Pyrmont prise à petites doses, la digestion devint meilleure, et l'anémie diminua. Au bout de huit semaines, l'ascite disparut, et en même temps on vit se développer, sur les parois abdominales, de gros cordons veineux qui rayonnaient en haut et en bas, à partir de l'ombilic. C'est sans doute le souvenir de ces faits qui inspira à Frerichs la phrase suivante : « On observe des cas de cirrhose bien marquée, où les troubles circulatoires sont à peine indiqués ; on en voit également où la maladie continuant à se développer, les troubles qui dépendent de la stase disparaissent, parce que celle-ci s'est dissipée à l'aide de voies circulatoires nouvellement formées ».

Mais bien avant ces auteurs, Chrestien (1831), dans un fort intéressant mémoire sur « *l'utilité du lait administré comme remède et comme aliment dans le traitement de l'hydropisie ascite* », avait signalé la disparition de l'ascite chez les alcooliques.

Il semble que ce mémoire soit resté inconnu, car à part quelques observations éparses dans la littérature médicale, il n'est plus question « *de la curabilité de l'ascite dans la cirrhose du foie consécutive à l'abus des boissons alcooliques* », jusqu'au jour où Leudet publia, sous ce titre, ses remarquables leçons cliniques de l'Hôtel-Dieu de Rouen (1874). Au congrès de Montpellier, en 1879, Leudet revient à nouveau sur ce sujet et rappelle que Lancereaux dans son article *Alcoolisme* du *Dictionnaire encyclopédique* avait admis également la possibilité de la diminution de l'ascite chez les alcoolisés atteints de péritonite. Cet auteur écrit en effet : « L'épanchement séreux, dans quelques cas, a pu diminuer de quantité, résorbé qu'il était sans doute par les vaisseaux contenus dans l'épaisseur du néoplasme membraneux. » La même année, au congrès d'Amsterdam, de 1879, le professeur Semmola, de Naples, présentait un mémoire sur la curabilité de la cirrhose hépatique par le régime lacté rigoureux et absolu, et bientôt après le professeur de Renzi en donnait de nouvelles observations. Enfin, M. Bouveret, dans le *Lyon médical* de 1881, discutait la question de l'ascite curable chez les alcooliques.

Ce qui montre que les différentes publications que nous venons d'indiquer n'avaient guère eu d'écho, c'est le retentissement qu'eut dans le monde médical la communication de M. Troisier. Revenons donc à notre point de départ, la *Société médicale des hôpitaux*, où fut posée, avons-nous dit, la question de la curabilité de l'ascite. Bien vite, la discussion s'élargit et de la curabilité de l'ascite on passa à la curabilité de la cirrhose. Le 23 juillet, quatorze jours après sa première présentation, M. Troisier se demandait « si la cirrhose alcoolique était curable » et, dans la séance du 14 décembre, il posait la question suivante : « Existe-t-il une forme curable de cirrhose alcoolique du foie ? »

La réponse ne se fit pas attendre. MM. Dieulafoy et Letulle, et plus tard M. Bucquoy (10 décembre 1886), signalèrent la disparition de tous les accidents chez des cirrhotiques qu'ils avaient soignés. Quelques jours après (14 janvier 1887) M. Rendu indiquait un nouveau cas de guérison. Le 28 janvier 1887, M. Richard communiquait à la *Société médicale des hôpitaux*, au nom de son frère, M. Théophile Richard, une observation de guérison de cirrhose du foie, et, le 23 novembre 1888, M. Millard lisait à ses collègues une note sur trois cas de guérison de cirrhose alcoolique. Dans l'intervalle (30 août 1887), M. Lancereaux présentait à l'Académie de médecine un important mémoire sur la guérison de la cirrhose alcoolique, et revenait sur ce sujet dans une leçon publiée dans le *Bulletin médical* du 23 mars 1890.

Dès lors, on put lire dans les recueils médicaux un certain nombre d'observations de guérison de la cirrhose alcoolique. Citons celles de Fritz, de Gooding, de Romain, de Saucerotte, de Brousse, de H. de Brun, de Duhamel, de Pétrone (de Catane). Enfin, MM. Bouchard et Gaucher, en communiquèrent de nouveaux exemples à la *Société clinique* de Paris (1889).

Signalons encore trois thèses sur ce sujet : la première de Dessaux (*De la curabilité relative de quelques accidents hépatiques, d'origine alcoolique*, 1887), thèse qui n'apporte aucun document nouveau ; la seconde de Françon (*Étude sur les hépatites chroniques alcooliques et leur curabilité*, thèse de Lyon, 1888), qui contient bon nombre des observations publiées jusqu'alors ; la dernière de Marini (*Essai sur le traitement des cirrhoses*, 1889).

La question de la curabilité de la cirrhose n'avait-elle jamais été posée ? On pourrait le croire, à en juger par l'empressement avec lequel les observations à l'appui furent publiées. Et cependant, il n'en est rien.

« Quand on cherche, dit Leudet, à déterminer si les altérations du
« foie, consécutives à l'abus des liquides alcooliques, ont un carac-
« tère absolu d'incurabilité, il faut tenir compte nécessairement des
« résultats de l'histologie moderne. Sans aucun doute, dans le foie
« granulé, le « hobnailed liver » des Anglais, avec oblitérations vas-
« culaires, sa prolifération cellulaire complète n'est plus curable ;
« cependant en est-il de même des formes congestives, de celles
« dans lesquelles l'hyperplasie commence, il est permis de *se poser*
« *cette question*.

« Sous l'influence des opinions anciennes qui ne nous avaient guère
« appris qu'à reconnaître la cirrhose à une période ultime, on était
« habitué à considérer les malades atteints de lésion hépatique comme
« voués à une mort rapide. Cette opinion n'est pas absolument vraie.
« Il existe une grande variété dans la marche comparée de ces affec-
« tions du foie. Dans un grand nombre de cas l'inflammation intersti-
« tielle de la glande hépatique se développe sourdement, sans symp-
« tômes généraux, et l'ascite constitue le premier symptôme apparent ;
« Il n'en est pas de même chez certains individus, l'ascite survient de
« bonne heure et à une longue durée » (1).

Et plus loin, à propos du troisième malade dont il rapporte l'histoire clinique : « N'ayant pu suivre le malade qui fut l'objet de l'observation
« précédente, je suis loin de prétendre que sa guérison ait été défini-
« tive. Ce qui m'a frappé dans ces différents faits soumis à mon obser-
« vation, c'est la possibilité d'une rémission prolongée, et peut-être

(1) LEUDET. *Clinique médicale à l'Hôtel-Dieu de Rouen*, p. 541.

« d'une guérison de cette ascite. Une des observations consignées
« plus haut démontre que la rémission peut avoir lieu lors même que
« le foie est altéré.

« Comme tous les médecins, j'ai recueilli un assez grand nombre
« d'observations de cirrhoses dites idiopathiques ; dans aucun de ces
« cas je n'ai constaté de rémission aussi prolongée que dans les
« inflammations interstitielles du foie, consécutives à l'abus des bois-
« sons alcooliques » (1).

Il est équitable d'ajouter que Semmola, dans sa communication au
congrès d'Amsterdam (1879), a rappelé l'attention des cliniciens sur la
curabilité de la cirrhose hépatique. Citons en passant la thèse de Carral
(*Contribution à l'étude de la cirrhose alcoolique, sa marche, sa
durée*. Th. Lyon, 1885), pour qui les phénomènes de la 2ᵉ période,
l'ascite en particulier, peuvent dans quelques cas être très précoces,
momentanément curables, et se prolonger avec des alternatives diverses
pendant de nombreuses années (10-15 ans).

Nous signalons plus particulièrement celle de Ribeton (*De la curabilité de certaines formes de cirrhose atrophique du foie*. Th. Paris,
1885) dont voici l'une des conclusions : « La curabilité de la cirrhose
« ne s'observe pas seulement dans la période de début, alors que les
« lésions sont encore peu avancées et que l'atrophie n'existe pas ;
« elle est possible encore à des périodes plus avancées, dans les cas
« où le foie est rétracté, l'ascite fort abondante, en un mot lorsque
« les lésions paraissaient irrémédiables ». Nous avouons que la lecture
de sa thèse ne nous a point paru légitimer cette déduction.

II

Dans la lettre qu'il adressait au président de la Société des hôpitaux
le 23 juillet 1886, Leudet écrivait : « Pour moi l'ascite alcoolique n'a
pas la gravité de beaucoup d'autres ascites ; reste à savoir si la lésion
du foie est bien la cause de l'épanchement intra-péritonéal ou si celui-
ci ne reconnaît pas pour cause une inflammation subaiguë des voies
digestives ». Et l'on en vint à parler des causes de l'ascite chez les
alcoolisés, sujet d'autant plus délicat à traiter que, comme nous le
rappelons plus loin, la lésion hépatique peut être très marquée sans

(1) LEUDET. *loc. cit.*, p. 519.

entraîner l'ascite. Sans aucun doute, pour fixer la valeur des faits dont il s'agit, il faut déterminer le mécanisme de l'ascite dans la cirrhose du foie.

Suivant M. Labbé (*Soc. méd. des hôpitaux*, séance du 9 juillet 1886), on ne songe pas assez à l'existence d'une pyléphlébite ; elle serait, en effet, plus fréquente qu'on ne le suppose et simule à s'y méprendre la cirrhose atrophique.

Pour M. Dieulafoy (*Soc. méd. des hôpitaux*, séance du 23 juillet 1886), il s'en faut que l'obstacle mécanique à la circulation veineuse dans le foie soit la seule cause d'ascite. Aux lésions de péritonite localisée, de périhépatite, ou même de péritonite subaiguë ou chronique plus ou moins diffuse, étudiées par Lancereaux, Leudet, etc., il convient d'ajouter les altérations des rameaux d'origine de la veine porte. Il s'agit dans ces cas d'une périphlébite analogue à celle qui existe dans le foie, périphlébite qu'il a pu constater avec M. Giraudeau chez des malades de son service, alors qu'il n'existait pas de péritonite. Les parois des racines de la veine porte sont doublées ou triplées de volume par suite de la sclérose de la tunique externe, les autres tuniques ayant disparu ; parfois même des prolongements fibreux enserrant l'artériole et le rameau nerveux sont les seuls vestiges de la veine. « On est dès lors amené à se demander si la disparition de l'ascite au cours de la cirrhose n'est pas un indice de lésion intra-hépatique encore peu avancée et de rétrocession des lésions péritonéales ou veineuses extra-hépatiques. »

Après avoir rapporté un fait dans lequel on voit les manifestations péritonéales symptomatiques de la cirrhose disparaître pendant plus d'une année, alors que la malade continue néanmoins ses excès de boisson, M. Letulle se demande comment on peut expliquer cette allure bizarre. Comment, dit-il, mettre uniquement sur le compte de l'hydropisie péritonéale, conséquence de la stase porte, l'épanchement abdominal que l'on voit se former parfois si vite à une époque si précoce de la maladie hépatique ? Il faut, de toute évidence, chercher une autre cause déterminante à de tels épanchements. L'œdème péritonéal n'est qu'un des facteurs, peut-être le moins actif dans ces formes si rapidement curables d'ascite symptomatique de la cirrhose hépatique au début. J'estime qu'il s'agit pour ces types cliniques, remis en lumière ici même depuis la communication de M. Troisier, non pas d'*ascite* proprement dite, mais bien d'*hydropéritonite* subaiguë presque toujours circonscrite, souvent prédominante autour de l'appareil spléno-hépatique. A ce point de vue, M. Letulle communique une observation des plus intéressantes de cirrhose avec poussée péritonéale aiguë qui lui paraît démontrer d'une façon péremptoire la pathogénie de l'ascite curable dans la cirrhose du foie. Il serait à désirer que toutes les observations fussent aussi finement analysées que celle de M. Letulle, car la question serait plus avancée qu'elle ne l'est actuellement. Assurément c'est une des plus précieuses dont nous puissions disposer, mais résume-t-elle toute la pathogénie de l'ascite curable dans la cirrhose du foie ?

III

Arrivé à la fin de cette revue historique, nous pouvons nous faire une idée du chemin parcouru par la question que nous traitons ; nous savons maintenant comment de l'ascite curable chez les alcooliques (Chrestien) on en est venu à parler de la guérison de la cirrhose elle-même.

Tandis que MM. Lancereaux, Manolesco et Rendu signalent la curabilité de l'ascite par péritonite chronique alcoolique avec ou sans lésion viscérale, Leudet tend à admettre que dans ces cas l'inflammation péritonéale est causée par une inflammation subaiguë des voies digestives.

Avec MM. Leudet, Letulle et Bouveret il s'agit bien encore de la curabilité de l'ascite par péritonite chronique ou subaiguë, mais tandis que M. Bouveret croit seulement le développement de la cirrhose atrophique vraisemblable, MM. Leudet et Letulle n'hésitent pas à qualifier leurs malades de cirrhotiques.

MM. Rendu et Lecorché se demandent si cette ascite curable ne reconnaît pas comme cause une thrombose de la veine porte, dont la disparition expliquerait fort bien la cessation des phénomènes de cirrhose du foie.

M. Dieulafoy est éclectique ; pour lui, la disparition de l'ascite au cours de la cirrhose, est probablement un indice de lésion intra-hépatique encore peu avancée et de rétrocession des lésions péritonéales ou veineuses extra-hépatiques.

M. Troisier, à titre d'hypothèse et sans nier l'ascite par irritation péritonéale, émet l'avis 1° que certaines formes d'hépatite alcoolique peuvent avoir un processus subaigu ; l'exsudat au lieu de se transformer en tissu fibreux, se résorberait peu à peu et permettrait à la circulation hépatique de se rétablir, et par conséquent à l'ascite de disparaître ; 2° que la cirrhose vulgaire, la cirrhose de Laënnec, arrivée à la période confirmée, peut subir un temps d'arrêt et même rétrocéder, ce qui modifie singulièrement le pronostic de cette affection.

Si MM. Bucquoy, Legroux, Féréol, hésitent à prononcer le mot de guérison « de la cirrhose, » MM. Semmola, Lancereaux, Millard affirment la curabilité de la cirrhose alcoolique ; mais pour MM. Semmola, Millard il s'agit dans ces cas, de l'hypertrophie avec ascite, *les lésions du foie étant encore susceptibles de régression.*

Est-ce là ce qu'entendent tous les auteurs par « guérison de la cirrhose » ? Nous ne le croyons pas. A côté de ces hypertrophies avec ascite, dont les cellules embryonnaires en voie de prolifération peuvent subir, sous l'influence du traitement, un processus de résolution au lieu d'évoluer nécessairement vers l'organisation conjonctive, il est d'autres hypertrophies nettement scléreuses, comme nous le verrons, dont les accidents disparaissent également. On voit que tous les faits ne se plient pas à la classification de M. Millard.

Un certain nombre d'observations signalent l'atrophie et la dureté du foie. Peut-on espérer dans ces cas le retour de la glande hépatique à l'état normal ? Il n'entre évidemment dans l'esprit de personne de croire à la disparition totale des lésions. L'hypertrophie scléreuse, la cirrhose de Laënnec ne guérissent point au sens exact du mot, mais le malade guérit : voilà tout ce qu'on veut dire. Au reste, la cirrhose alcoolique n'est pas incompatible avec la vie ; pourquoi existe-t-elle d'une façon latente dans un cas et pourquoi met-elle la vie en danger dans un autre ? Il y a là plus d'une inconnue.

CHAPITRE II

Types cliniques ayant une certaine analogie avec la cirrhose atrophique confirmée.

I

La cirrhose atrophique confirmée se traduit par un ensemble de symptômes presque toujours identiques que nous allons brièvement rappeler.

L'appétit est languissant, les digestions sont lentes, paresseuses, le ventre se ballonne après les repas ; le tympanisme d'abord passager, s'installe à demeure. Il existe de la constipation, parfois de la diarrhée. Certains malades accusent des nausées, des vomissements, de la douleur au creux de l'estomac, symptômes qui, joints au tremblement des mains, à la pituite matinale, aux cram,es dans les jambes, aux cauchemars nocturnes, sont l'indice d'une intoxication alcoolique de date souvent ancienne.

Les malades, affaissés et amaigris, sont pâles, ont une teinte terreuse.

Le ventre, très distendu, contraste singulièrement avec la maigreur progressive des membres ; il existe de l'ascite, souvent (17 cas sur 26, Frerichs) les membres inférieurs sont infiltrés ; quelquefois même l'œdème des pieds apparait avant l'épanchement abdominal.

Les veines sous-cutanées abdominales, dilatées, forment un remarquable réseau plus prononcé vers l'hypocondre droit et vers l'ombilic. La palpation du ventre, surtout dans le cas où l'augmentation de volume a été rapide, éveille de légères douleurs. La matité dans les parties déclives de l'abdomen, son déplacement avec le changement de position du malade, la sensation de flot indiquent la présence du liquide dans la cavité péritonéale. L'ascite est-elle peu abondante, on peut constater l'augmentation de volume (1/2 des cas, Frerichs) de la rate et la diminution de volume du foie qui se cache sous les fausses côtes droites ; est-elle considérable, le foie et souvent la rate échappent à tout moyen d'exploration.

L'urine, peu abondante, foncée en couleur, sédimenteuse, renferme de l'urobiline et parfois des pigments modifiés.

L'urée n'atteint plus le taux normal et le sucre ingéré avec les aliments se retrouve dans l'urine.

Tel est le tableau symptomatique de la cirrhose atrophique à la période confirmée, tableau plus ou moins complet suivant les cas et parfois légèrement modifié par un ictère de durée variable.

Interroge-t-on les malades, on apprend que les divers symptômes se sont installés progressivement. Chez l'un, ce sont les troubles digestifs qui ont commencé ; chez l'autre, c'est la tuméfaction de l'abdomen qui a paru tout d'abord ; chez un troisième, ce sont des épistaxis ou même des vomissements de sang, qui ont précédé les autres phénomènes.

II

Mais quel a été le début de l'affection ? « Presque toujours les troubles sont si peu marqués qu'ils passent inaperçus et ne parviennent à attirer l'attention qu'au moment où le travail morbide est déjà très avancé » (Frerichs).

Cependant par exception (Frerichs) il peut se produire des douleurs sourdes dans l'hypocondre droit, des troubles gastriques, anorexie, nausées, vomissements, un peu d'ictère et une fièvre légère, et même une augmentation de volume du foie.

Si certains auteurs admettent que la lésion hépatique au début évolue « presque toujours » d'une façon latente et ne se traduit que par des phénomènes peu appréciables, il faut bien avouer que leur opinion est loin d'être partagée par tous les cliniciens. La discussion de la Société médicale des hôpitaux, les observations rapportées récemment dans divers recueils, en sont une preuve convaincante. Non seulement on tend aujourd'hui à regarder comme peu fréquentes les manifestations de l'hépatite alcoolique au début, mais on a élargi singulièrement le cadre symptomatique de cette affection. C'est ainsi qu'aux troubles digestifs, aux douleurs plus ou moins marquées dans l'hypocondre droit, à l'hypertrophie du foie, on a joint l'ascite, autrefois considérée comme caractéristique de la cirrhose arrivée à la période d'état.

Le gros foie est loin d'être rare au début de la cirrhose. M. Mathieu ayant examiné des alcooliques entrés à l'hôpital Saint-Louis pour des manifestations cutanées, a constaté que, chez tous, le foie descendait au-dessous du rebord costal et que la pression à ce niveau excitait une vive douleur ; la matité hépatique dépassait de deux centimètres celle qui existe chez les individus non adonnés aux boissons. Chez tous, il a également noté un grand développement de la rate. Et ses malades étaient des individus jeunes qui présentaient tous les signes caractéristiques de l'alcoolisme, pituite, tremblement des mains, cauchemars, etc.

Si l'augmentation de volume du foie à la période de début de la cirrhose a été pendant longtemps contestée, il n'en est plus de même aujourd'hui. Pour ne citer qu'un exemple, nous rappellerons que Bamberger a pu suivre dans la clinique d'Oppolzer, chez des alcooliques avérés, quatre cas de cirrhose dans lesquels le foie a commencé par augmenter de volume, pour diminuer ensuite plus ou moins rapidement, en acquérant une plus grande consistance.

Sans doute quelques cliniciens ne voient dans l'ascite, dans l'hypertrophie du foie, à cette période préparatoire de la cirrhose, qu'un effet de la congestion de cet organe (Murchison). Et M. Rendu a pu dire après Monneret, Beau et bien d'autres, que « la plupart des buveurs de profession qui doivent finir par la cirrhose, débutaient par des poussées de congestion hépatique de plus en plus fréquentes ».

Mais les anatomo-pathologistes ne sont pas du même avis : suivant eux le foie volumineux, lisse, tendu, de coloration plus foncée que d'habitude, présente au microscope des cellules embryonnaires dans les espaces portes et de la dilatation des capillaires avoisinants. Ne sont-ce pas en somme les mêmes lésions que MM. Straus et Blocq ont reproduites expérimentalement et qu'ils ont exposées dans leur remarquable travail sur l'action de l'alcool sur le foie, chez le lapin ?

Quoi qu'il en soit, qu'on admette une simple congestion hépatique ou une hépatite interstitielle au début, il s'agit toujours dans l'esprit des observateurs de la phase préparatoire de la cirrhose atrophique ; autrement dit, avec le temps le foie diminuera, reviendra au volume

W.   2 normal si le processus est enrayé, il s'atrophiera dans le cas contraire.

III

Mais il n'en est pas toujours ainsi : l'*hypertrophie* peut être *permanente*. Assez fréquemment l'on se trouve en présence des manifestations suivantes : troubles digestifs, augmentation de volume du ventre, circulation supplémentaire des parois de l'abdomen, tympanisme et ascite, hypertrophie du foie, hypermégalie splénique, amaigrissement, état général plus ou moins mauvais. Si l'ascite est considérable, l'exploration du foie est impossible et le diagnostic reste hésitant entre une hépatite alcoolique à gros foie ou à petit foie, jusqu'au jour où la diminution de l'ascite lève tous les doutes.

Le volume du foie étant déterminé, le diagnostic anatomique n'en est pas moins délicat dans certaines circonstances : de quelle nature est l'hypertrophie ?

Est-ce une hypertrophie congestive ou une hépatite interstitielle au début comme dans le cas précédent, ou bien la lésion scléreuse, qui aurait jusqu'alors évolué sourdement, est-elle déjà constituée ?

Pendant longtemps on s'est arrêté à l'idée de « congestion chronique ».

Birch-Hirschfeld, Kussner, Brieger n'admettent même pas l'existence d'une cirrhose hypertrophique et prétendent ne voir là que la phase initiale plus ou moins longue de la cirrhose vulgaire. On sait maintenant ce qu'il faut penser de ces prétendues « congestions chroniques d'origine alcoolique ». Elles cachent un état scléreux du foie bien dûment constitué. Vaguement signalé dans la thèse de Guiter (cirrhoses mixtes), dans les travaux de Saundby, Ackermann, Surre, ce type particulier n'a été définitivement isolé que par Dreschfeld, Lancereaux, Hanot, Gilbert, Rendu, Gaucher, etc.

Peut-on cliniquement distinguer cette *hypertrophie scléreuse du foie*, de l'hépatite congestive ?

Assurément la connaissance exacte du passé hépatique du malade, la répétition des accidents, la consistance dure et la résistance des bords du foie, les légères inégalités de sa surface, sont des renseignements importants pour le diagnostic ; mais le meilleur signe est encore la rapidité plus ou moins grande avec laquelle l'organe diminue de volume sous l'influence du traitement ; tandis que dans l'hépatite congestive, le bord inférieur du foie remonte peu à peu sous les fausses côtes, il dépasse toujours dans l'hypertrophie scléreuse le rebord costal de plusieurs travers de doigt, et ne récupère jamais sa situation normale, les accidents congestifs surajoutés fussent-ils passés.

Peut-on espérer, dans ces cas d'hypertrophie scléreuse, la résolution des lésions ? Nous ne le croyons pas. L'ascite disparaît, ainsi que les autres accidents, mais le foie reste gros, prêt à rentrer en scène à la moindre occasion. Le cas rapporté par M. Dujardin-Beaumetz, prouve surabondamment que le foie reste scléreux.

Nous venons de voir que certaines formes d'hépatite alcoolique peuvent présenter, à un moment donné, le même complexus symptomatique, et nous n'avons parlé ni de la cirrhose hypertrophique graisseuse ni de la cirrhose hypertrophique biliaire avec ictère chronique.

La maladie de Hanot avec son ictère chronique, son hypertrophie du foie et de la rate, l'absence d'ascite, la conservation relative de l'état général, sa longue durée, n'a rien à voir avec le syndrome clinique que nous étudions ; du reste, elle atteint de préférence les individus jeunes, contrairement aux hépatites alcooliques franches qui apparaissent ordinairement chez des sujets de 40 à 50 ans.

Il en est de même de l'hépatite interstitielle diffuse aiguë de Lancereaux et Dupont, de la cirrhose alcoolique graisseuse, atrophique ou hypertrophique, dont tous les accidents évoluent avec une remarquable rapidité et emportent le malade en une semaine, un mois, deux mois au plus. N'est-on pas ici tenté de rappeler le mot de M. Hanot et de dire que : « C'est l'état de la cellule hépatique qui règle le pronostic des maladies du foie ? » (1).

IV

Dans le chapitre précédent, nous avons montré que l'accord était loin d'exister sur l'origine et la nature de l'épanchement intra-périto-

(1) Depuis la présentation de notre thèse à la Faculté, MM. Hanot et Gilbert ont communiqué à la Société médicale des hôpitaux (séance du 30 mai) un très intéressant mémoire sur ces gros foies scléreux alcooliques, qu'ils rangent sous la dénomination de « cirrhose hypertrophique alcoolique ». Ces auteurs décrivent, comme pour la cirrhose atrophique, une forme *latente*, une forme *fruste*, une forme *achevée* et donnent le résultat de quelques examens histologiques démontrant que cette sclérose est *annulaire* et *périveineuse*.

néal chez les alcoolisés et que, suivant certains auteurs, la curabilité de l'ascite était la meilleure preuve de l'inflammation de la séreuse.

Indiquée dans une observation de Bright, la péritonite chronique a été signalée depuis longtemps par Lancereaux (*Des hémorrhagies méningées*, *Arch. génér. de méd.*, série VI, vol. I, p. 61, 1863) qui en a donné une description plus détaillée dans son article *Alcoolisme*, *Dictionnaire encyclopédique*, p. 636 (1).

Hilton Fagge (2) étudiant dans ses leçons sur les affections du foie et du péritoine, la pathogénie de l'ascite, s'exprime ainsi : « Dans la plupart des cas d'ascite, la difficulté n'est pas tant de distinguer quelle est la lésion du foie qui a produit cette ascite, mais de déterminer si c'est réellement à une obstruction de la veine porte ou à une *affection du péritoine lui-même* qu'est due l'ascite. Je sais qu'on croit généralement que de telles affections sont comparativement rares ; mais à l'hôpital je trouve qu'elles sont très fréquentes et qu'elles renferment au moins *un tiers* de tous les cas d'ascite se produisant en dehors des affections du cœur ou du mal de Bright ». Pour cet auteur, ainsi que le fait remarquer Coutray de Pradel à qui nous empruntons ces lignes, un grand nombre de malades atteints de péritonite chronique sont des alcooliques, un petit nombre sont saturnins, goutteux ou atteints d'affection cardiaque. En 1869, M. Thomeuf (in Th. *Essai sur l'alcoolisme*) rapporta des faits analogues.

Dans ses leçons cliniques (1874) d'abord, puis au congrès de Montpellier (1879) Leudet signale les lésions péritonéales chez les alcoolisés et l'ascite qui en est d'ordinaire la conséquence. Peu de temps avant la communication de Leudet, paraissait la thèse de Manolesco qui étudie en détail l'anatomie pathologique et la symptomatologie de cette affection. Signalons encore la thèse de Husson (1884, *Contribution à l'étude des relations des péritonites avec les cirrhoses atrophique, hypertrophique, graisseuse*), et le mémoire de Delpeuch (*Arch. de méd.*, 1884) qui est une reproduction fidèle des idées de Lancereaux sur ce sujet.

De tous les auteurs qui ont eu à traiter cette question, MM. Siredey

(1) BRIGHT. Recherches sur le diagnostic des adhérences péritonéales. *Gazette méd.*, 1838, obs. V, et *Transact. de la Soc. méd. de Londres*, p. 500.

(2) HILTON FAGGE. Observation on some points connected with Diseases of the Liver of the Peritoneum. *Guy's Hospital Reports*, 3e série, vol. X, 1875.

et Danlos sont les seuls, croyons-nous, qui considèrent encore comme *hypothétique* l'existence de la péritonite chronique alcoolique.

L'observation communiquée à la Société médicale des hôpitaux par M. Letulle montre tout l'intérêt qui s'attache à cette étude : car, comme le dit l'auteur, l'hydropéritonite n'est pas un des facteurs les moins actifs dans ces formes si rapidement curables d'ascite symptomatique de la cirrhose au début.

Voyons donc les symptômes attribués à la péritonite chronique : « douleur généralement sourde, disséminée sur différents points de l'abdomen, accusée par la pression, tout au moins dans la première période du mal, augmentation des veines sous-cutanées, sensation de flot, déplacement incomplet du liquide épanché ; absence de déplacement des anses intestinales à la palpation, parfois diarrhée concomitante, dyspepsie et souvent cachexie : tels sont en somme, dit Lancereaux, les principaux symptômes dans ces différents cas ».

Cliniquement il existe une certaine analogie entre la péritonite chronique et les affections du foie qui conduisent à l'obstruction des rameaux portes. Bien plus, la cirrhose atrophique et la péritonite chronique simple coexistent fréquemment. La périhépatite du reste n'est pas l'intermédiaire obligé entre la cirrhose atrophique et l'inflammation péritonéale ; les deux lésions peuvent avoir la même origine et la même date.

V

En face d'une ascite chez un alcoolisé cirrhotique ou non (Lancereaux), le médecin doit résoudre le problème suivant : l'hydropisie péritonéale est-elle la conséquence de la stase porte ou de l'inflammation de la séreuse ?

Ce diagnostic n'est pas chose facile dans bien des cas. Nous allons rappeler brièvement quels en sont les éléments.

Si dans la péritonite chronique ou subaiguë, le travail morbide demeure d'ordinaire (4 fois sur 7, Frerichs) à l'état latent, il se traduit parfois (3 fois sur 7, Frerichs) par de l'endolorissement de l'abdomen, une fièvre légère, et plus rarement, par des vomissements, et l'aggravation de l'état général. Or dans la cirrhose, la plupart du temps, d'après Frerichs, l'hypocondre droit n'est ni dur, ni tendu. C'est seulement au début et transitoirement aussi pendant l'évolution ultérieure de la maladie, que par suite d'une exacerbation de la périhépatite, la région du foie devient sensible à la pression. Le développement brusque de l'ascite qui devient très notable en quelques jours, est en faveur d'une péritonite spontanée (Rendu). Il en est de même de l'aspect ballonné et bosselé du ventre; dans l'ascite simple, au contraire, le ventre est largement étalé sur les flancs.

L'existence de frottements péritonéaux qu'on peut percevoir soit par la palpation, soit par l'application du stéthoscope, a permis quelquefois de faire le diagnostic d'emblée.

La recherche de la température locale ne doit pas être négligée. Suivant Peter, dans l'ascite simple comme à l'état normal, la température de la paroi abdominale est de 35°,5. Dans un cas rapporté par M. Letulle à la Société clinique, la température axillaire était de 36°,5, tandis que la température abdominale s'élevait à 36°,1 (six à sept dixièmes en trop).

Enfin le liquide ascitique fournit des renseignements importants. Des flocons de fibrine coagulée sont déjà l'indice d'une péritonite générale ou partielle; la péritonite est assurée si l'analyse chimique décèle une proportion élevée de fibrine, de matériaux solides, de substances albuminoïdes. L'intérêt de cet examen ressort nettement du tableau suivant que nous empruntons à Frerichs, Méhu et Letulle.

ANALYSE DE L'ASCITE (pour 1000)

	MALADIES	MATÉRIAUX SOLIDES	MATIÈRES ALBUMINOÏDES	SELS MINÉRAUX	FIBRINE
D'après FRERICHS	Cardiopathie........	17,60	11,80	7 à 9 (Méhu)	0,10 à 0,15 (Méhu)
	Cirrhose	20,40 à 24,80	10,10 à 13,40		
	Péritonite chronique simple............	55	38, 6	?	?
	Cirrhose compliquée de péritonite légère	33 à 35	42	?	?
LETULLE	Cirrhose: poussée péritonéale aiguë (ascite curable).......	51	60	5,25	0,25

Nous nous contentons de rappeler ici que la phtisie est fréquente chez les alcooliques ; que bon nombre de cirrhotiques meurent avec de la péritonite tuberculeuse. N'a-t-on pas pris parfois pour une ascite curable, ou une hydropéritonite curable chez un alcoolique, une péritonéo-hépatite tuberculeuse ? Nous posons la question sans vouloir la résoudre.

VI

Il est piquant dans une étude sur la curabilité de la cirrhose de rappeler que la science possède actuellement un certain nombre d'observations où la cirrhose fut une véritable trouvaille d'autopsie. Sans vouloir les indiquer toutes, qu'on nous permette d'en citer quelques-unes.

« Si chez beaucoup d'alcooliques, dit Hilton Fagge (Guy's Hopital Report), le foie semble être intact, c'est que l'altération cirrhotique peut exister pendant longtemps sans déterminer aucun symptôme appréciable. En pratiquant de nombreuses autopsies d'ivrognes, on est surpris du grand nombre de foies lésés dont on n'avait pu reconnaître l'état anormal pendant la vie. » Et l'auteur dit que dans un tiers des cas de cirrhose constatés dans son hôpital en 10 ans (dans 43 cas sur 130), la cirrhose a été trouvée *par hasard* chez des sujets morts de tout autre maladie : la fréquence de cet état latent dans la cirrhose est même, ajoute-t-il, un des caractères les plus importants de cette affection.

Non seulement, comme le dit Bonnet (Note pour servir à l'histoire d'une forme latente de la cirrhose atrophique, in *Lyon médical*, 1878, p. 247, n° 42), les symptômes cliniques peuvent n'apparaître que peu de jours avant la mort, alors que le processus anatomique a une marche très lente, mais la cirrhose de Laënnec peut même être absolument latente.

A propos de la discussion de la Société médicale des hôpitaux, M. Rendu rapportait qu'il avait eu trois fois l'occasion de trouver à l'autopsie d'individus morts d'affections indépendantes de la sclérose hépatique, un foie granulé ; il n'y avait pas alors d'ascite, mais l'existence d'une cirrhose atrophique de date plus ou moins ancienne était incontestable.

Tout dernièrement, M. le professeur Hayem nous racontait qu'à l'autopsie d'une enfant de 7 ans, morte du choléra, il avait constaté une cirrhose atrophique des plus manifestes qui ne s'était jamais révélée par aucun symptôme.

La thèse de Carral contient un bel exemple de cirrhose dite latente observée à l'autopsie d'un homme de 47 ans mort de pneumonie. « L'alcoolisme du malade, dit M. Bard qui a fourni l'observation, est déjà très ancien. Déjà il y a quinze ans, un médecin lui avait dit qu'il avait la cirrhose des ivrognes. Toutefois le malade n'a jamais présenté d'œdème des membres inférieurs, d'ascite, ni de vomissements noirs. Néanmoins il souffrit d'hémorrhoïdes fluentes depuis cette époque-là. A l'autopsie, le foie augmenté de volume, pesant 1970 grammes, ne présente aucune modification péritonéale périphérique. Il est le siège d'une cirrhose alcoolique des plus manifestes, à peu près également distribuée dans toute son étendue, avec un léger degré d'intensité plus grande sur le lobe gauche. La cirrhose est également accusée sur les coupes de l'organe : on aperçoit alors très manifestes les zones circulaires de tissu fibreux enveloppant et faisant saillir les grains jaune clair constitués par les lobules hépatiques. La cirrhose est assez régulièrement distribuée et les lobules mesurent de 2 à 3 millimètres. On ne trouve pas sur la surface de dépressions profondes ni d'incisures exceptionnelles. »

C'est là, si nous ne nous trompons, un bel exemple de cirrhose hypertrophique ou d'hépatite scléreuse hypertrophique alcoolique. Osera-t-on dire ici que le foie était à la période de préparation de l'atrophie ? Il est probable que pendant la vie du malade certains cliniciens, qui se refusent à admettre cette forme hypertrophique, auraient prétendu que le foie était à la période *préscléreuse*.

Avant de terminer, signalons encore un fait très remarquable de cirrhose sans ascite publié par M. Hanot dans les *Archives de médecine* (novembre 1886). Le malade qui accusait de fréquents excès alcooliques mourut d'accidents infectieux au cours d'une polyarthrite rhumatismale. « Le foie, dit l'auteur, pèse 1,250 gram. ; son volume est un peu diminué. Il n'existe pas de périhépatite ; la surface de l'organe est très granuleuse comme les surfaces de section. Le tissu est dur à la coupe et présente en un mot l'aspect de la cirrhose atrophique. L'examen histologique du foie a démontré que la lésion de l'organe consistait en une cirrhose typique ; les bandelettes fibreuses qui rayonnent des espaces portes aux veines sus-hépatiques sont nette-

ment accusées, sans avoir toutefois la largeur et la trame fortement
serrée des tractus qu'on observe sur les coupes provenant de cirrhoses probablement plus anciennes. »

Et M. Hanot ajoute : « On m'objectera peut-être qu'il est de notion
classique que l'ascite n'apparaît pas dès le début de la maladie, et
que dans mon observation, elle aurait pu se produire ultérieurement.
J'ai déjà étudié un certain nombre de cirrhoses atrophiques, en con-
frontant les symptômes avec les lésions, et il me semble que, dans ce
cas particulier, le degré de l'altération indiquait que la maladie avait
atteint le degré où elle se manifeste déjà par l'ascite. Reste donc à
chercher pourquoi l'ascite a justement fait défaut ici. C'est là un problème auquel je ne saurais pour l'instant donner une solution (1880). »

CHAPITRE III

**Tableaux analytiques. — Discussion des observations.
Desiderata.**

TABLEAU

Cas de disparition de l'ascite et des accidents hépatiques chez des malades qui ont été perdus de vue.

N° D'ORDRE	NOMS des AUTEURS	Âge des Malades	SEXE	PROFESSION — NATURE DE L'ALCOOL	DÉBUT des PREMIERS ACCIDENTS DATE D'APPARITION	VOLUME DU FOIE, DE LA RATE, RÉSEAU VEINEUX ABDOM., ASCITE	TROUBLES DIGESTIFS, URINE, ICTÈRE, HÉMORRHAGIE, ŒDÈME, ÉTAT GÉNÉRAL	NATURE du TRAITEMENT	DURÉE du TRAITEMENT	ÉTAT DU MALADE A LA FIN DU TRAITEMENT
6	C. GRISWOLD 1880.	23	F.	Domestique, spiritueux (3-4 ans).	Quelques mois. Troubles digestifs.	Foie diminué de volume. Rate grosse, Ascite considérable.	Nausées, vomissements, diarrhée. Pas d'hémorrhagies. Ictère léger. Selles colorées, Urines foncées non albumin, Œdème des membres infér. Malade très faible.	1° 2 ponctions. 2° Digitale et acétate de potasse. 3° Puis *diète lactée exclusive.*	40 jours.	Amélioration très marquée depuis l'usage du lait. Ni ascite ni œdème. Pas d'ictère. Retour de l'appétit.
7	PEL. 1882.	49	H.	Matelot, excès alcooliques (plusieurs années).	Troubles digestifs.	Ascite considérable. Circulat. supplém. à l'épigast.	Troubles digestifs. Selles hémorrhagiques. Urines rares (200-500). Œdème des pieds, Pleurésie droite. Cachexie.	Diurèse spontanée.		Après 14 jours disparition de l'ascite et de la circulat. supplément. Le malade peut se rembarquer.
8	F. GIRAUD 1883.	51	H.	Contremaître dans une brasserie.	15 jours.	Ascite considérable.	Anorexie, soif vive, langue saburrale. Urines rouges, sédimenteuses non albumin. Œdème léger des membres inf. Congestion pulm. bilatérale, État fébrile léger. Amaigrissement.	1° Ponction (10 litres). 2° Purgatifs drastiques. 3° Diurétiques. 4° *Diète lactée* (2 m. 1/2).	3 mois 1/2 environ.	Guérison après la diète lactée. Sort en bonne santé et peut reprendre ses occupations.
9	BARD. (In mém. Blanc.) 1887.	39	F.	Excès alcooliques.		Foie petit. Ascite.		Ponctions (23).		Disparition des accidents. Quitte l'hôpital bien portante.
10	GOODIKE. 1886.	55	F.	Blanchisseuse.		Ascite considérable.	Troubles digestifs. Ictère. Amaigrissement.	1° 2 ponctions, 2° Calomel jusqu'à salivation.	3 mois?	Guérison. Retour de l'appétit, de l'embonpoint et des forces. Disparition de l'ictère et de l'ascite.
11	TROISIER. 1886.	56	H.	Jardinier, vins (2-3 litres), excès de boissons.	Quelques jours. Augmentation de volume du ventre. Œdème des pieds.	Ascite considérable. Volume du foie plutôt augmenté, Rate grosse. Circulat. supplément.	Pas de troubles digestifs. Urines foncées, sédiment., non albumin., rares (1/2 litre). Œdème des membres infér. État général bon.	1° Eau-de-vie allemande (2 fois). 2° Calomel à doses fractionnées. 3° *Régime lacté exclusif* (17 jours).	1 mois	Guérison après l'usage du lait. Augmentation de poids. Appétit excellent. Forces revenues.
12	BUCQUOY. 1886. (Soc. méd.)			3 malades alcooliques avérés ayant une cirrhose alcoolique des plus nettes avec ascite considérable, virent leurs accidents disparaître.						
13	JOFFROY. (Soc. méd.)			4 malades alcooliques avec ascite et hépatite ont vu disparaître leurs accidents par le régime lacté.						
14	LANCEREAUX. 1887.	41	H.	Typographe, 3-4 quelquefois 6 litres de vin depuis 20 ans.	Quelques mois. Troubles digestifs. Augmentation de volume du ventre.	Foie gros (21 c.). Rate grosse. Ascite. Réseau veineux.	Troubles digestifs. Urines colorées, non album. Purpura des membres infér. Œdème.	1° *Régime lacté exclusif.* 2° Iodure de potassium. 3° Douches.	7 mois.	Amélioration. Ni ascite, ni œdème ni purpura. Foie dépasse le rebord costal de 2 travers de doigt.

N° D'ORDRE	NOMS des AUTEURS	Âge du Malade	SEXE	PROFESSION — NATURE DE L'ALCOOL	DÉBUT des PREMIERS ACCIDENTS, DATE D'APPARITION	VOLUME DU FOIE, DE LA RATE, RÉSEAU VEINEUX, ASCITE	TROUBLES DIGESTIFS, URINE, ICTÈRE, HÉMORRHAGIE, ŒDÈME, ÉTAT GÉNÉRAL	NATURE du TRAITEMENT	DURÉE du TRAITEMENT	ÉTAT DU MALADE A LA FIN DU TRAITEMENT
15	LANCEREAUX. 1887.	61	H.	Forgeron, ancien soldat d'Afrique, vin blanc à jeun.	3 mois. Amaigrissement. Tuméfaction du ventre. Œdème des jambes.	Foie gros. Rate grosse. Ascite. Réseau veineux.	Troubles digestifs. Urines non albumin. Plusieurs épistaxis. Œdème des jambes. Amaigrissement.	1° Régime lacté exclusif. 2° Iodure de potassium. 3° Douches.	5 mois.	Guérison. 3 mois après le début du trait. il n'y avait plus ni ascite ni œdème.
16	LANCEREAUX. 1887.	51	H.	Champignonniste. Vin, le matin surtout; liqueurs.	1 mois 1/2. Amaigrissement, tuméfaction abdom. œdème des jambes.	Foie non volumineux. Rate grosse. Réseau veineux. Ascite.	Urines rares et colorées. Œdème des extrémités. Amaigrissement.	1° Régime lacté exclusif. 2° Iodure de potassium. 3° Douches.	3 mois.	Guérison. Le malade sort dans un état satisfaisant.
17	LANCEREAUX. 1887.	35	H.	Vin(3-4 litres), eau-de-vie.	1 an. Œdème des jambes, ascite; se soigne d'abord chez lui.	Foie diminué de volume. Rate grosse. Ascite.	Diarrhée. Amaigrissement. Sécheresse de la peau	1° Lait exclusivement. 2° Opium. 3° Hydrothérapie.	2 mois 1/2.	Guérison. A la sortie de l'hôpital, ni œdème, ni ascite, embonpoint notable.
18	LANCEREAUX. 1887.	38	H.	Charbonnier, excès de vin depuis l'âge de 20 ans.	2 mois 1/2. Ventre volumineux, entre dans l'intervalle à l'hôpital d'où il sort amélioré.	Foie gros. Rate grosse. Un peu d'ascite.	Urines rares, colorées, non albumineuses. Amaigrissement considérable.	1° Régime lacté exclusif. 2° Iodure de potassium. 3° Hydrothérapie.	7 semaines.	Guérison. Appétit bon, embonpoint tend à revenir. Abdomen normal, foie diminué de volume.
19	LANCEREAUX. 1887.	52	H.	Maçon, puis employé de débit de vins, Vin (3-6 lit.) 1 petit verre d'alcool.	Il y a 8 mois, coliques, diarrhée, selles sanglantes.	Foie ni volumineux ni douloureux. Réseau veineux. Ascite.	Urines non album.	1° Régime lacté exclusif. 2° Iodure de potassium. 3° Hydrothérapie.	3 mois.	Guérison. Le malade quitte l'hôpital n'ayant ni ascite, ni météorisme, ni diarrhée.
20	H. MOLLIÈRE (In th. Françon) 1888.	51	H.	Cordonnier, alcoolique avéré (vin blanc).	1 mois. Troubles digestifs.	Foie gros. Rate grosse. Réseau veineux. Ascite.	Anorexie, diarrhée. Urines albumineuses. Amaigrissement très prononcé. Athérome généralisé.	1° Régime lacté. 2° Iodure de potassium	3 mois 1/2.	Amélioration notable. Appétit revenu, ni ascite, ni diarrhée, mais amaigrissement persiste.
21	DUPUIS. (In th. Françon) 1888.	21	H.	Bière, cognac.	2 mois. Ventre volumineux, accès de fièvre.	Foie très gros, douloureux. Ascite assez abondante.	Appétit conservé. Urines colorées, non albumin. État général excellent.	a. 1° Diète lactée. 2° Vésicatoire au niveau du foie. b. Iodure de potassium. 2° Rhubarbe et calomel. 3° Vin blanc diurétique. 4° Viandes grillées.	1 mois.	Amélioration à la suite du deuxième traitement. Plus d'ascite, foie de volume normal.
22	HUTINEL. (In th. Coutray de Pradel, obs. 11.)	62	H.	Frotteur, excès alcooliques.	6 semaines. Œdème des membres inférieurs, douleur dans hypoc. droit.	Foie petit. Réseau veineux. Ascite. Rate grosse.	Troubles digestifs légers, ictère. Urines colorées. État général assez bon.	Lait.	4 mois.	Très amélioré. Plus d'ascite. Légère teinte subictérique des conjonctives.
23	FRERICHS.					Foie petit. Rate grosse. Ascite. Réseau veineux.	Troubles digestifs. Ictère léger.	1° Eau de Pyrmont. 2° Rhubarbe. 3° Cholate de soude.	2 mois.	Disparition de l'ascite.

N° D'ORDRE	NOMS des AUTEURS	Âge du Malade	SEXE	PROFESSION — NATURE DE L'ALCOOL	DÉBUT des PREMIERS ACCIDENTS, DATE D'APPARITION	VOLUME DU FOIE, DE LA RATE, RÉSEAU VEINEUX, ASCITE	TROUBLES DIGESTIFS, URINE, ICTÈRE, HÉMORRHAGIE, ŒDÈME, ÉTAT GÉNÉRAL	NATURE du TRAITEMENT	DURÉE du TRAITEMENT	ÉTAT DU MALADE A LA FIN DU TRAITEMENT
24	LEUDET.			Excès alcooliques.	Marchand de liqueurs.	Foie petit, dur, inégal. Ascite.	Troubles digestifs. Urines rares et colorées.	Ponction.		Amélioration.
25	HANDFIELD JONES.	34	H.	Excès alcooliques.		Foie gros et induré. Ascite. Réseau veineux. Rate grosse.	Hématémèses, melœna. Amaigrissement.	1° Ponction. 2° Digitale.	3 mois 1/2.	Quitte l'hôpital dans un état satisfaisant.
26	LANCEREAUX.	39	H.	Garçon de magasin, vin (4-5 lit.), eau-de-vie.	Premiers accidents 5 ans auparavant : teinte jaunâtre, œdème des membres inférieurs, épistaxis, etc.).	Foie de volume normal. Rate grosse. Réseau veineux. Ascite.	Appétit diminué. Subictère. Urines foncées, bilieuses. Œdème des jambes. Amaigrissement.	1° Régime lacté exclusif. 2° Iodure de potassium.	3 mois.	Très amélioré. Ni ascite ni ictère. Embonpoint revenu.
27	LANCEREAUX. (Obs. résumée d. le Bull. méd., 23 mars 1899.)	39	H.	Garçon d'hôtel, vin, eau-de-vie, absinthe.		Foie gros. Rate grosse. Réseau veineux. Ascite.	Anorexie. Diarrhée. Constipation. Amaigrissement.	1° Régime lacté exclusif. 2° Iodure de potassium.	8 mois	Très grande amélioration.
28	BUCQUOY. (In th. Marini.)	45	F.	Passementière.	1 mois. Ascite.	Foie paraît petit. Réseau veineux. Ascite.	Anorexie. Constipation. Urines épaisses, peu abondantes. Amaigrissement.	1° Ponction. 2° Régime lacté. 3° Iodure de potassium.	6 semaines.	Amélioration. Plus d'ascite. Forces revenues.
29	PROUST. (In th. Le Gall.)	51	F.	Dévideuse, vin, vulnéraire.	4 mois. Douleurs hépatiques. Ictère. Ballonnement du ventre.	Foie volumineux. Rate grosse. Réseau veineux. Ascite.	Appétit diminué. Urines rares, bilieuses. Ictère. Œdème des jambes. Amaigrissement. Épistaxis, selles sanglantes.	1° Régime lacté absolu. 2° Iodure de potassium. 3° Douches écossaises sur la rég. hépatique. 4° Lotions froides.	8 mois.	Plus d'ascite, état général meilleur. Ictère léger. La malade, au bout de quelques jours d'hôpital s'est soignée chez elle.
30	LANCEREAUX. (Obs. résumée d. la Semaine médical'e.)	54	H.	Zingueur, vin 3 litres, depuis près de 30 ans.	8 jours. Tuméfaction du ventre. Douleur du ventre. Affaiblissement. Troubles gastriques depuis fort longtemps.	Foie lisse, douloureux, volumineux (21-22 cent.). Rate grosse. Réseau veineux. Ascite.	Troubles gastriques, diarrhée. Affaiblissement. Urines rares, colorées.	1° Régime lacté absolu. 2° Pilules diurétiques. 3° Iodure de potassium.	6 mois.	Très amélioré, disparition des accidents.
31	LETULLE.	46	F.	Excès alcooliques probables.	3 semaines. Œdème des membres inférieurs. Tuméfaction de l'abdomen. Foie de volume normal.	Réseau veineux. Région hépatique douloureuse. Ascite. Foie de volume normal.	Aucun trouble gastrique. Urines rougeâtres, sédimenteuses. Peu d'urée. Fièvre, affaiblissement.	1° Ponction. 2° Lait. 3° Chlorure ultré.	2 mois 1/2.	Très améliorée. Foie reste dur et rate grosse. Plus d'ascite. État général bon.
32	MILLARD. (Société médic. des hôpitaux, 23 novembre 1888.)	53	H	Marchand de vins, vins blanc et rouge, vermouth.	5 mois. Tuméfaction de l'abdomen. Amaigrissement.	Foie volumineux, induré. Ascite considérable.	Troubles digestifs. Anémie très prononcée. Amaigrissement.	1° Régime lacté exclusif. 2° Purgatifs. 3° Potion diurétique.	7 mois.	La guérison paraît assurée. Foie de volume normal.
33	RIGAL. (In th. Ribeton)	38	H.	Infirmier, excès alcooliques.	6 mois. Troubles gastriques plus marqués. Tuméfaction de l'abdomen. Perte des forces.	Réseau veineux. Ascite. Foie petit (?), bord irrégulier. Rate grosse.	Troubles digestifs. Œdème des membres inférieurs. Affaiblissement. Amaigrissement.	Ponctions (12).	2 ans.	Amélioré, mais non guéri. Plus de ponction depuis 10 mois.

TABLEAU II

Cas de disparition de l'ascite et des accidents hépathiques chez des sujets qui ont été suivis pendant un temps variable sans récidive.

N° D'ORDRE	NOMS des AUTEURS	Âge du Malade	SEXE	PROFESSIONS NATURE DE L'ALCOOL.	DÉBUT des PREMIERS ACCIDENTS DATE D'APPARITION	VOLUME DU FOIE, DE LA RATE, RÉSEAU VEINEUX, ASCITE.	TROUBLES DIGESTIFS, URINE, ICTÈRE, HÉMORRHAGIE, ŒDÈME, ÉTAT GÉNÉRAL.	NATURE du TRAITEMENT	DURÉE du Traitement	ÉTAT DU MALADE A LA FIN DU TRAITEMENT	TEMPS DURANT LEQUEL LES MALADES ONT ÉTÉ SUIVIS APRÈS LE TRAITEMENT
34	WETZLER. 1827.	61	H.	Eau-de-vie.	!	Ascite notable, Foie un peu gros.	Urine brunâtre, peu abondante. Œdème des pieds, amaigrissement.	1° Calomel (8 jours). 2° Frictions onguent mercuriel sur hypocondre 3° Diurétiques.	8 semaines.	Guérison.	Guérison constatée 2 ans après.
35	LEUDET. (Clinique méd. 1874.)	53	H.	Marchand de vin. Vin.	6 mois 1/2. Troubles digestifs; gonflement du ventre.	Rate grosse, réseau veineux. Ascite abondante qui se reproduit 2 fois après ponction.	Anorexie, vomissements, diarrhée. Amaigrissement.	1° Ponctions (3) 2° Gomme-gutte.	2 mois.	Guérison.	Guérison constatée 2 ans après.
36	LEUDET. (Congrès Montpellier) 1879.	50	H.	Commissionnaire, eau-de-vie, bitter, bière.	3 mois, gonflement du ventre, douleur.	Ascite, Foie non volumineux.	Troubles digestifs, urines rares, sédimenteuses.	1° Ponction (12 litres) 2° Lait. 3° Gomme-gutte.	5 mois.	Guérison. Ventre quelquefois douloureux.	Guérison constatée 15 mois après.
37	MURCHISON.	35	H.	Spiritueux.		Foie gros, Ascite considérable.		1° *Laxatifs* des diurétiques. 2° Ponction.	5 mois.	Guérison.	Guérison constatée 2 ans après.
38	MURCHISON.	40	H.	Eau-de-vie.		Foie et rate gros. Ascite.	Amaigrissement.	Diurétiques, pilules bleues.		Guérison.	Guérison constatée 2 ans après.
39	HANOT. (In th. Coutray de Pradel.)	52	H.	Tourneur en cuivre excès alcooliques.	15 jours, Perte d'appétit. Ventre volumineux.	Ascite.	Douleurs abdominales, urines rouges.	1° Régime lacté, 2° Eau-de-vie allemande.	2 mois.	Guérison.	Guérison constatée 3 ans après.
40	FRITZ.	43	F.	Marchand de vin, eau-de-vie en très grande quantité. Vins.	Plusieurs mois. Troubles digestifs.	Réseau veineux. Ascite.	Inappétence, vomissements. Douleur des rég. hépatiques; teint terreux. Amaigrissement considérable. Œdème des membres inf.	1° Ponctions 2. 2° Régime lacté, 3° Iodure de potass. 4° Eau de Vichy. Strychnine.	4 mois.	Guérison.	Guérison constatée 10 mois après.
41	GOODING.	60	H.	Débitant. Sherry, whiskey.	Plusieurs mois. Troubles digestifs.	Pas d'ascite.	Troubles digestifs. Douleur de l'hypocondre droit, Teint ictérique. Amaigrissement considérable.	Chlorhydrate d'ammoniaque.	Quelq. semain.	Guérison.	Guérison constatée 3 ans après.
42	FÉNÉON.		H.	Alcoolique avéré.	!	Ascite considérable.	Cachexie avancée. Pleurésie hémorrhagique.	Ponctions 2.	?	Guérison.	Guérison constatée plusieurs mois après, mais amaigrissem. persiste.

N° D'ORDRE	NOMS des AUTEURS	Age des Malades	SEXE	PROFESSIONS — NATURE DE L'ALCOOL	DÉBUT des PREMIERS ACCIDENTS DATE D'APPARITION	VOLUME DU FOIE, DE LA RATE, RÉSEAU VEINEUX, ASCITE
43	Demostpotodot. (Troisier, Soc. des hôpitaux.)	41	H.	Emballeur chez droguiste. Eau-de-vie.	4 mois 1/2. Perte d'appétit, diarrhée, douleurs abdominales, affaiblissement.	Foie paraît petit, réseau veineux, Ascite abondante.
44	RENDU.	60	H.	Officier. Excès alcooliques.	?	Ascite. Foie et rate augmentés de volume.
45	ROMAIN.	60	H.	Propriétaire en Algérie. Excès alcooliques.	?	Foie un peu gros, Ascite abondante.
46	LANCEREAUX.	43	H.	Perleur. Mêlé-cassis, eau-de-vie, vin (2-3 litres).	4 ans. Depuis, troubles digestifs. Il y a 1 an, hématémèse, depuis 2 mois ventre volumineux	Foie un peu gros, Rate grosse. Réseau veineux. Ascite.
47	LANCEREAUX.	38	H.	Porteur aux Halles. vin (2-4 litres).		Foie dépasse le rebord costal de 2 doigts. Rate grosse, Réseau veineux. Ascite.
48	LECLERC. (Soth. Françon)	41	H.	Jardinier, vin, rhum.	6 mois, Troubles dyspeptiques. Depuis 15 jours ventre volumineux.	Foie très volumineux (20 c.) Rate grosse Réseau veineux. Ascite.
49	BOUVERET. (Lyon médical 1881.)	45	H.	Employé de commerce. eau-de-vie.	Troubles digestifs depuis plus. années, plus marqués depuis 5 mois.	Foie très volumineux, Rate normale, Ascite considérable.
50	SÉAILLES. (Communic. de Troisier du 10 déc. 1886.)	68	H.	Forgeron, vin (2 litres), rhum (2-3 verres).	1 mois. Troubles digestifs.	Foie volumineux, Ascite.

N° D'ORDRE	TROUBLES DIGESTIFS, URINE, ICTÈRE, HÉMORRHAGIE, ŒDÈME ÉTAT GÉNÉRAL	NATURE du TRAITEMENT	DURÉE du Traitement	ÉTAT DU MALADE A LA FIN DU TRAITEMENT	TEMPS DURANT LEQUEL LES MALADES ONT ÉTÉ SUIVIS APRÈS LE TRAITEMENT
43	Troubles digestifs, Urines briquetées, Epistaxis, Teinte subictérique, Affaiblissement,	1° Régime lacté, 2° Calomel et scammonée (à 0,30 et g.)	2 mois.	Disparition des accidents, mais tuberculose pulm.	Les accidents n'avaient pas reparu 2 m. après, mais tuberculose pulm.
44	Teinte subictérique, Tendance aux hémorrhagies cutanées.	Ponction (14).	6 mois	Foie et rate touj. volumineux. Plus d'ascite. Santé générale bonne.	Même état 5 m. après.
45	Troubles digestifs Œdème memb. inf. Urine non albumin. Douleur au niveau du foie.	1° Lait. 2° Diurétiques. 3° Iodure de potass.	1 mois.	Guérison. Quelques douleurs au niveau du foie.	Même état plusieurs mois après.
46	Troubles digestifs. Urine peu abondante teint terreux. Amaigrissement.	1° Régime lacté exclusif. 2° Iodure de potass.	1 mois.	Guérison	Guérison constatée 6 mois après.
47	Amaigrissement. Pleurésie droite.	1° Régime lacté exclusif. 2° Iodure de potassium.	5 mois.	Foie déborde à peine. Plus d'ascite. État général assez bon.	Même état 18 mois après.
48	Pas de troubles digestifs. Ictère. État général bon.	1° Ponctions (plus de 50), 2° Iodure de potassium, 3° Pilules bleues.	6 mois.	Guérison. Le foie ne déborde plus les fausses côtes.	Guérison constatée 1 an après.
49	Troubles dig. Anorexie. Constipation. Urines rouges, épaisses, sédimenteuses. Œdème des membres inf. Subictère.	1° Ponctions (2). 2° Régime lacté. 3° Purgatifs. 4° Vésicatoires sur la région du foie.	2 m. 1/2	Guérison. Le foie a diminué.	Guérison constatée 9 mois après.
50	Anorexie, digestions difficiles. Affaiblissement, cachex. Œdème des membres inf.	1° Ponctions (18). 2° Lait.	10 mois.	Pas de troubles digestifs. Foie déborde de 4 travers de doigt, lisse. Le malade se considère comme absolument rétabli.	8 mois.

N° D'ORDRE	NOMS des AUTEURS	Âge des Malades	SEXE	PROFESSIONS — NATURE DE L'ALCOOL	DÉBUT des premiers accidents — date d'apparition	VOLUME DU FOIE, DE LA RATE, RÉSEAU VEINEUX, ASCITE	TROUBLES DIGESTIFS, URINE, ICTÈRE, HÉMORRHAGIE, ŒDÈME, ÉTAT GÉNÉRAL	NATURE du TRAITEMENT	DURÉE du Traitement	ÉTAT DU MALADE A LA FIN DU TRAITEMENT	TEMPS DURANT LEQUEL LES MALADES ONT ÉTÉ SUIVIS APRÈS LE TRAITEMENT
51	BOUCHARD. (Soc. clinique 1889).	32	F.	Vin (2-3 litres), absinthe (1-2).	6 mois. Digestions difficiles. Tuméfaction du ventre. Œdème des membres inf.	Foie volumineux. Rate grosse. Réseau veineux. Ascite.	Troubles digestifs. Sub-ictère. Urines foncées. Amaigrissement. Épanchement pleural. Œdème des membres inf.	1° Ponctions (4). 2° Lait et œufs. 3° Calomel 0,20 cgr. chaque jour.	14 mois.	Amélioration. Plus d'ascite.	2 ans. Foie quoique un peu rétracté dépasse de 2 travers du doigt le rebord costal. Rate restée grosse.
52	H. DE BRUN. (Revue de méd. 1888.)	42	H.	Propriétaire, vin (plus. litres), absinthe, liqueurs alcooliques, vermouth.	1 mois.	Foie douloureux plutôt petit. Réseau veineux. Ascite.	Troubles digestifs. Urines sédimenteuses, rouges, foncées. Amaigrissement. État général mauvais.	1° Ponctions (3). 2° Lait. 3° Amers. 4° Scille, digitale, café. 5° Iodure. [fébre.]	4 mois.	Guérison.	3 ans. Aucun nouvel accid. Santé excellente.
53	MILLARD. (Soc. médic. Hôpit.)	55	H.	Md de vieux métaux, vin 4-5 bouteilles par jour.	1 mois. Tuméfaction de l'abdomen.	Foie volumineux. Rate grosse. Réseau veineux. Ascite.	Troubles digestifs. État général très mauvais.	1° Ponctions (6). 2° Régime lacté exclusif. 3° Potion diurétique. 4° Eau-de-vie allemande.	5 mois.	Très amélioré, continue à se traiter.	Au bout de 2 ans amélioration persiste, embonp. revient.
54	MILLARD. (Soc. méd. des Hôpit.)	44	H.	Architecte, vin (2 bouteilles), depuis 24 ans.	2 mois. Tuméfact. abdomin. Douleurs, amaig. teinte terreuse.	Ascite considérable. Foie gros, rate grosse.	Teinte terreuse. Amaigrissement.	1° Ponction. 2° Régime lacté exclusif. 3° Potion diurétique. 4° Eau-de-vie allemande.	3 mois.	Très amélioré. (Usage du lait avec repos.)	Au bout de 3 mois l'amélioration persiste.
55	DUHAMEL. (Gazet. médic. Strasbourg.)	67	H.			Foie volumineux. Ascite.	Œdème des extrémités. Pas de troubles digestifs.	Potions (53).	2 ans.	Très amélioré.	3 ans après ventre un peu ballonné, plus d'œdème.
56	JEANJEAN. (In Chrestien Arch. de méd. 1831.)	30	H.	Excès alcooliques, vin.		Ascite.	Ictère, phlegmasie des voies digestives. Œdème.	1° Lait exclusiv. 2° Acétate de potasse. 3° Café non torréfié.	7 mois.	Santé excellente.	Même état 2 ans après.
57	COYNE. (Soc. méd. des Hôpit.)	51	H.	Bitter, eau-de-vie.	10 mois. Troubles gastriques. hémorrhoïdes. ascite.	Ascite, foie gros, douloureux.	Diagnost. Cirrhose avec congestion du foie.	Régime lacté absolu.	2 ans.	Amélioration. Le malade continue l'usage exclusif du lait.	6 ans après le malade ne prés. aucun trouble gastro-hépatique.

Nº D'ORDRE	NOMS des AUTEURS	Âge des Malades	SEXE	PROFESSIONS — NATURE DE L'ALCOOL	DÉBUT des premiers accidents, date d'apparition	VOLUME DU FOIE, DE LA RATE, RÉSEAU VEINEUX, ASCITE	TROUBLES DIGESTIFS, URINE, ICTÈRE, HÉMORRHAGIE, ŒDÈME, ÉTAT GÉNÉRAL	NATURE du TRAITEMENT	DURÉE du Traitement	ÉTAT DU MALADE A LA FIN DU TRAITEMENT	TEMPS DURANT LEQUEL LES MALADES ONT ÉTÉ SUIVIS APRÈS LE TRAITEMENT
58	LANCEREAUX	40	H.	Hernies, excès alcooliques.	4 mois. Amaigrissement, tuméfaction de l'abdomen.	Foie volumineux. Rate grosse. Ascite.	Amaigrissement.	1º Régime lacté exclusif. 2º Iodure de potassium. 3º Bains salés.	3 mois.	Amélioration.	A été soigné dans le service ultérieurement, les accidents ont définitivement disparu.
59	LEUDET. (Cliniq. méd.)	53	H.	M^d de vin, vin.	6 ou 7 mois. Tuméfaction de l'abdomen.	Rate grosse, réseau veineux, ascite, foie petit.	Œdème des membres inférieurs, amaigrissement.	1 Ponctions 8. 2º Gomme-gutte, 20 gr. en 10 jours.	5 mois.	Amélioration, plus d'ascite.	Revu 2 ans après en bonne santé.
60	LYONS. 1872.	40	F		Diagnostic de cirrhose : Ascite, hématémèse, amaigrissement.			Ponctions, 36.	18 mois	Amélioration, plus d'ascite.	Revu un an après en bonne santé.
61	LEPRÉVOST. (Communicat. de Desnos.)	53	H.		Ascite et cirrhose.			Ponctions, 8.	8 mois.	Amélioration, plus d'ascite.	Revu onze mois après. Aucun désordre fonctionnel capable de faire supposer qu'à un moment donné il a présenté les sympt. classiques de la cirrhose vulgaire.
62	LEPRÉVOST. (Desnos.)	45	H.	Excès de boissons	Ascite. Foie gros. Signes évidents de cirrhose alcoolique.			1º Ponction, 5 en 22 jours. 2º Lait. 3º Iodure de potassium. 4º Purgatifs salins répétés.	1 mois.	Amélioration, plus d'ascite.	Revu 18 mois après, avait une pleurésie, mais pas d'ascite.
63	HALLOPEAU.		H.	Vin (8-9 litres), eau-de-vie.	Ascite. Foie gros : Signes de cirrhose.			1º Ponctions, 10 (16-22 litres). 2º Régime lacté exclusif pendant les 3 premiers mois. 3º Diurétiques.	Un an.	Amélioration, plus d'ascite.	Revu 4 ans après, foie paraît de volume normal, la rate est grosse. Le malade fait de nouveaux excès.

N. B. — Les observations 61 et 65, que nous rapportons plus loin, sont tirées du mémoire de MM. Hanot et Gilbert, publié après la soutenance de notre thèse : nous n'avons pu pour ce motif les faire figurer dans ce tableau.

TABLEAU III

Cas dans lesquels la récidive a été observée après un temps plus ou moins long.

Nº D'ORDRE	NOMS des AUTEURS	Âge des malades	SEXE	PROFESSIONS — NATURE DE L'ALCOOL	ANTÉCÉDENTS HÉPATIQUES	ACCIDENTS HÉPATIQUES	NATURE DU TRAITEMENT	DURÉE du TRAITEMENT	ÉTAT DU MALADE A LA FIN DU TRAITEMENT	TEMPS PENDANT LEQUEL LES MALADES ONT ÉTÉ SUIVIS APRÈS LE TRAITEMENT
66	LETULLE. 1886.	50	H.	Excès alcooliques.	1° En septembre 1885. 2° Fin décembre 1885.	1° Septembre 1885. Ponction (12 litres), pour ascite considérable. On constata (?) que le foie était petit et dur. — Disparition des accidents. 2° En décembre 1885. Foie petit. Ascite peu considérable.	Régime lacté.	6 mois.	Guérison.	L'ascite disparut rapidement et, 6 mois après l'entrée du malade à l'hôpital, l'ascite ne s'était pas reproduite. Le malade avait continué l'usage du lait.
67	FRITZ. (Th. Françou)	32	H.	Commis voyageur en vins. Cabaretier.	1° En septembre 1887. 2° En janvier 1888. (Nouveaux excès.)	1° En septembre 1887. Foie gros et douloureux. Ictère. Ascite. 2° Six mois après, mêmes accidents.	1° Régime lacté exclusif. 2° Ioduro de potassium. Même traitement.	2 mois.	Disparition des accidents. Le malade était en cours de traitement quand l'observation a été publiée.	L'amélioration s'est maintenue pendant 4 mois. Le malade reprend alors ses excès alcooliques.
68	LATHOOW. 1882.	55	H.	Whiskey, sherry.	1° Fin décembre 1877. 2° Janvier 1882. (Nouveaux excès.)	1° Fin décembre 1877. Maladie du foie avec ascite. 2° Janvier 1882. Récidive.	1° Ponctions (12). 2° Ioduro de potassium. Même traitement.	3 mois.	Guérison. En cours de traitement.	La récidive n'a eu lieu qu'au bout de 4 ans, ramenée par de nouveaux excès.
69	BRAULT. (In Courtoy de Pradel.)	57	H.	Menuisier. Excès alcooliques.	1° En juillet 1885. 2° Mars 1886.	1° En juillet 1885. Ascite. Œdème des membres inférieurs. 2° Fin janvier 1886. Nouveaux accidents.	1° Ponction. 2° Diète lactée. 3° Ioduro de potassium.	3 mois.	Sorti de l'hôpital le 8 janvier 1886, le ventre était dégonflé. En cours de traitement.	L'amélioration n'a duré que trois semaines.
70	LEGROUX. 1886.	—	H.	Vin, Liqueurs.	1° Fin 1884 à 1885. 2° 1886.	1° 1884-1885. Ascite considérable. Œdème des jambes. Amaigrissement. Diabète. 2° En 1886, juin. Nouveaux accidents.	1° Ponctions nombreuses. 2° Régime lacté. 3° Purgatifs drastiques. Même traitement.	1 an.	Disparition des accidents à la fin de 1885. En cours de traitement.	L'amélioration a duré 7-8 mois.
71	DESCOUT. (Communicat. de Troisier.) 1886.	40	H.	Cafetier. Bière, vermouth, vins fins.	1° En 1880. 2° En 1884. (Nouveaux excès depuis 18 mois.)	1° En 1880. Ascite. Œdème des membres inférieurs. Ictère. 2° En 1884. Nouveaux accidents (considéré par Vulpian comme arrivé à la dern. période de la cirrhose)	1° Régime lacté. 2° Drastiques. 3° Diurétiques. Même traitement.	6 mois.	1° Disparition des accidents au bout de six mois. 2° L'ascite disparut spontanément.	La récidive n'a eu lieu qu'au bout de 4 ans. Guérison constatée plus d'un an après la récidive. Plus d'excès.

N° D'ORDRE	NOMS des AUTEURS	ÂGE des Malades	SEXE	PROFESSIONS — NATURE DE L'ALCOOL	ANTÉCÉDENTS HÉPATIQUES	ACCIDENTS HÉPATIQUES	NATURE DU TRAITEMENT	DURÉE du TRAITEMENT	ÉTAT DU MALADE A LA FIN DU TRAITEMENT	TEMPS PENDANT LEQUEL LES MALADES ONT ÉTÉ SUIVIS APRÈS LE TRAITEMENT
72	LANCEREAUX. 1887.	38	H.	Infirmier. Vin (3 litres), eau-de-vie.	1° En novembre 1885, 2° En janvier 1886.	1° En novembre 1885. Ascite. 2° En janvier 1886. Ascite, réseau veineux, grosse rate, œdème des membres inférieurs. Urine colorée. Foie gros.	1° Régime lacté exclusif. Iodure de potassium. 2° Même traitement. Ponction. Diurétiques.	6 mois.	Amélioré au bout de quelque temps. Les accidents disparaissent au bout de 6 mois.	Récidive au bout d'un mois. Guérison constatée un an après la récidive.
73	BROUSSE. 1887.	?	H.	Excès alcooliques.	1° En 1878, 2° En 1880.	1° En 1878. Ascite. Œdème des membres inférieurs. Réseau veineux. Atrophie du foie. Grosse rate. Troubles digestifs. 2° En 1880. Mêmes accidents.	1° Ponctions. Lait. 2° Même traitement.		1° Disparition des accidents. 2° Disparition des accidents.	1° Récidive au bout de 2 ans. 2° Depuis lors, plus d'ascite, mais hématémèses, troubles digestifs, il y a 3 ans et tout récemment (1887).
74	PROUST. (In th. Marini.)	48	F.	Marchande des quatre saisons. Vin rouge (2-3 litres).	2 mois, 1° Janvier 1888. 2° Juillet 1888, (Nouveaux excès.)	1° Janvier 1888. Foie de volume presque normal. Rate grosse. Ascite, réseau veineux. Urines rouges, foncées. Urée 12 gr. 50 en 24 h. Affaiblissement, amaigrissement. 2° Juillet 1888. Mêmes accidents. Ascite.	1° Régime lacté absolu. Iodure de potassium. Lotions vinaigrées et frictions sèches. 2° Même traitement.	20 jours. Doit continuer le traitement.	Très améliorée. Ascite insignifiante. Forces reviennent. (Promet de continuer le traitement après sa sortie.) En cours de traitement.	3 mois après, récidive, nouveaux excès, plus de traitement.
75	FERNET. (In th. Coutray de Pradel.)	38	F.	Blanchisseuse. Vulnéraire, liqueurs.	11 jours. Œdème des pieds. Tuméfaction de l'abdomen. 1° Avril 1885. 2° Janvier 1886.	1° Avril 1885. Foie volumineux, Réseau veineux. Ascite. Œdème des membres inférieurs. Urines foncées. Anorexie, constipation habituelle. 2° Janvier 1886. Mêmes accidents. Foie volumin. Ascite, etc.	1° Ponctions (2). Régime lacté. Purgatifs drastiques. Iodure de sodium. 2° Même traitement.	3 mois. 6 mois.	Très améliorée. Forces revenues. Fonctions digestives bonnes. État excellent. Foie de volume normal.	4 mois après, récidive.
76	BUCQUOY. (In th. Marini.)	59	H.	Tonnelier. Vin (5 litres).	1° En 1886. 2° En 1889. (2-3 litres.)	1° En 1886. Cirrhose atrophique diagnostiquée par M. Gaillard. Amaigrissement, Ascite. 2° En 1889. Léger amaigrisse-	1° Ponctions (3). Régime lacté. Diurétiques. 2° Régime lacté partiel.	6 mois. 15 jours.	A la sortie, il n'avait plus d'ascite, avait repris ses forces, son embonpoint et son métier. Sort en bon état de santé et continue son traitement.	3 ans après, récidive.

Nº D'ORDRE	NOMS des AUTEURS	Age des Malades	SEXE	PROFESSIONS — NATURE DE L'ALCOOL.	ANTÉCÉDENTS HÉPATIQUES	ACCIDENTS HÉPATIQUES	NATURE DU TRAITEMENT	DURÉE du TRAITEMENT	ÉTAT DU MALADE A LA FIN DU TRAITEMENT	TEMPS PENDANT LEQUEL LES MALADES ONT ÉTÉ SUIVIS APRÈS LE TRAITEMENT
77	Richard Théophile.	40	F.	Excès alcooliques.	1° En 1884-85, 2° Fin de 1885, (Nouveaux excès.)	ment. Tuméfaction du ventre, Pas d'ascite. Rate grosse, Foie de volume normal. Pas de glycosurie alimentaire. 1° De 1884 jusqu'au printemps de 1885, Ascite, signes de cirrhose atrophique. 2° A la fin de 1885, Nouveaux accidents. Ascite, guérison.	1° Ponctions (4). Mouchetures aux jambes. 2° Ponction.	15 mois.	La malade considérée comme guérie reprend ses occupations et ses habitudes alcooliques. Après cette récidive, plus d'excès alcooliques. Guérison maintenue depuis 1 an. Très amélioré, plus d'ascite.	Six mois après, récidive. Amélioration se maintient depuis 1 an. Quelques mois après, récidive suivie d'une amélioration nouvelle.
78	Dieulafoy.		H.	Excès alcooliques.		1° Ponctionné à Tonon. 2° Quelques mois après nouveaux accidents, ascite, cirrhose atrophique vraisemblable, disparition des accidents.				

TABLEAU

Cas de disparition de l'ascite et des accidents hépatiques

chez des individus morts au bout d'un certain temps, sans autopsie.

N° D'ORDRE	NOMS des AUTEURS	Âge des Malades	SEXE	PROFESSION — NATURE DE L'ALCOOL	ANTÉCÉDENTS HÉPATIQUES	ACCIDENTS HÉPATIQUES	NATURE du TRAITEMENT	DURÉE du TRAITEMENT	CAUSE DE LA MORT
79	MURCHISON.	39	H.	Fabricant de papier ; bière, eau-de-vie, rhum.	1° En 1868. 2° En 1870. 3° En 1878.	1° En 1868, ascite, rate grosse, vomissements, diarrhée. Guérison. 2° En 1870, ascite, rate grosse, vomissements, diarrhée. Guérison. 3° En 1878, ascite, rate grosse, vomissements, diarrhée. Mort.	1° Régime lacté. 2° Diurétiques. 3° Frictions mercurielles belladonées. Id. Id.	2 mois. 1 mois. 2 mois.	Mort en 1878 de cirrhose hépatique.
80	RAYMOND. (In th. RIBETON)	46	H.	Excès alcooliques, petits verres.	1° En 1884. 2° En 1887 (nouveaux excès).	1° En 1884. Foie petit, rate volumineuse, réseau veineux, ascite considérable, œdème des membres inférieurs, urine foncée. Guérison. 2° En 1887. Ascite aussi considérable qu'en 1884, dont il guérit sans traitement.	1° Ponction. 2° Régime lacté. 3° Vin diurétique. 4° Raisin.	5 mois.	Mort en 1888, à la suite d'hématémèses abondantes.
81	CHRESTIEN.	60	H.	Excès alcooliques.		Ventre volumineux. Ascite. Urines très foncées. Amaigrissement.	Régime lacté.	4 mois.	Mort 6 ans après de pneumonie.
82	SAUCEROTTE.	40	H.	Officier.		En 1849. Ascite. Œdème. Digestions pénibles. Amaigrissement. Affaiblissement extrême. En 1880. Affection intestinale compliquée d'ictère. Mort.			Mort en 1880, 31 ans après les premiers accidents hépatiques, d'une affection intestinale compliquée d'ictère.
83	CHRESTIEN.	50	H.	Excès alcooliques.		Ascite récidivant plusieurs fois toujours améliorée par le régime lacté intermittent pendant 10 ans.	Régime lacté.	45 jours.	Mort 10 ans après le début des accidents, de tétanos.

W,

TABLEAU V

Cas de disparition de l'ascite et des accidents hépatiques chez des malades morts au bout d'un certain temps, avec autopsie.

N° D'ORDRE	NOMS des AUTEURS	Âge des Malades	SEXE	PROFESSIONS — NATURE DE L'ALCOOL	ANTÉCÉDENTS HÉPATIQUES	ACCIDENTS HÉPATIQUES	NATURE du TRAITEMENT	DURÉE du TRAITEMENT	LÉSIONS TROUVÉES À L'AUTOPSIE
84	LEUDET. 1874.	60	H.	Excès alcooliques.	1° En 1857. 2° En 1859.	1° Douleurs dans l'hypocondre droit. Ascite. État général médiocre. — Guérison, santé assez bonne pendant 3 ans. 2° En 1860 récidive. — Mort par hémorrhagie dans la cavité péritonéale et par l'intestin.	1° Ponction (20 litres). 2° Ponctions à 2 semaines l'intervalle.		1° Épanchement séro-sanguinolent dans la cavité pleuro-péritonéale. 2° Foie : 1/3 plus gros qu'à l'état normal. Bandes fibreuses; granulations cirrhotiques, cellules infiltrées de graisse.
85	LEUDET. 1874.	55	H.	Appréteur, excès alcooliques.	1° En 1859. 2° En 1862 (nouveaux excès).	1° En 1859, ictère. Malaise général : durée 3 mois. 2° En 1862. Ascite, adynamie.	2 Ponctions à un mois d'intervalle.		1° Ascite avec quelques dépôts membraneux. 2° Foie, réduit de 1/3 de son volume, capsule fibreuse épaissie; granulations cirrhotiques; cellules infiltrées de graisse.
86	LEROUX. 1887.		H.	Excès alcooliques.	Plusieurs récidives (nouveaux excès).	1° Ascite considérable, guérison. 2° Ascite, cinq mois. 3° Pendant deux ans, plusieurs récidives, enfin une dernière récidive.	1° Lait et pilules de Bontus. 2° Lait et pilules de Bontus. 3° Ponction.		Cirrhose du foie.
87	DUJARDIN-BEAU-METZ. 1886.	38	H.	Garçon marchand de vin, excès alcooliques.	2 mois avant.	Foie un peu augmenté de volume. Réseau veineux, ascite. Troubles digestifs, amaigrissement. Cachexie. — Quitte l'hôpital, sans ascite, en convalescence. Prend le lendemain une pneumonie dont il meurt deux jours après.	1° Ponction (5 litres 1/2). 2° Lait. 3° Hippurate de chaux, 4 gr. par jour.	3 mois.	1° Pneumonie. 2° Cirrhose du foie au début (voir examen histologique dans l'obs.) avec hypertrophie de l'organe.
88	GUYOT.		F.	Jardinière, excès alcooliques.	Retour des accidents au bout de deux ans.	Cirrhose du foie avec ascite et anasarque généralisées. Les accidents disparurent et la guérison se maintint pendant 2 ans. Nouveaux accidents au bout de 2 ans qui amènent la mort.			Cirrhose atrophique typique.

Analyse des observations.

Le dépouillement des observations annexées à ce travail fournit des résultats que nous croyons intéressants, tout imparfaits qu'ils soient. Il faut bien avouer que le nombre des cas ne supplée pas à la pauvreté des renseignements sur l'état du foie, les caractères du liquide ascitique, l'état général des malades.

Le sexe féminin est indiqué 12 fois seulement sur 76 observations. L'ascite curable et la cirrhose curable se sont donc surtout montrées chez les hommes ; mais dans l'étiologie de la cirrhose, le sexe féminin représente justement le cinquième du total des cas.

L'âge moyen a été de 44 ans ; 22 malades sur 68 n'avaient pas dépassé la quarantaine.

Trente-trois malades sur quatre-vingt-cinq ont été perdus de vue.

Cinquante-deux malades ont été suivis pendant un certain temps ou sont morts d'une affection indépendante des lésions hépatiques.

Dans trente-deux cas il n'y a pas eu de récidives ; dans un cas la guérison de l'ascite et des accidents hépatiques s'est maintenue durant trente et un ans, dans deux cas, durant six et dix ans ; dans deux autres cas, pendant quatre ans ; enfin dans neuf cas, pendant deux ans. La plupart des observations ne portent pas sur une période de plus de cinq à six mois.

La récidive a eu lieu chez vingt malades sur cinquante-deux qui ont été suivis ; neuf malades avaient repris leurs anciennes habitudes et leurs excès alcooliques ; d'autres s'étaient exposés au froid.

Il existe dix cas de mort ; dans six cas, la mort doit être attribuée aux accidents hépatiques qui ont récidivé une ou plusieurs fois. Des quatre malades qui ont succombé à une affection indépendante des lésions hépatiques, un seul a été enlevé par une pneumonie peu de jours après la disparition de l'ascite, les trois autres malades étant morts au bout d'un certain temps de guérison ; le nombre des cas, où la récidive n'a pas été observée, s'élève ainsi à trente-deux.

Combien de temps après la disparition des premiers accidents la récidive apparaît-elle ? D'ordinaire, c'est après cinq ou six mois qu'elle survient ; nous notons un cas où la guérison s'est maintenue durant quatre ans, cinq cas où elle a duré trois ans, enfin deux cas où elle a dépassé deux ans.

Le volume du foie n'est signalé que dans 57 observations sur 88. Il fut trouvé *gros* dans 35 cas, *normal* dans 7 cas, *petit* dans 10 cas; enfin il a *paru* petit 5 fois.

La rate a été trouvée généralement hypertrophiée.

Nous n'avons compris dans nos tableaux que les observations d'ascite curable ou de cirrhose curable avec ascite. L'analyse du liquide intra-péritonéal eût fourni de précieuses indications sur l'état de la séreuse, sur la part de l'inflammation péritonéale dans la formation de l'ascite et le mécanisme de sa production; nous sommes obligé de constater que l'examen chimique de la sérosité n'a pour ainsi dire jamais été fait. On voit par là quelle difficulté l'on éprouve à juger la question de l'ascite par péritonite ou par stase porte.

Examinons maintenant le cas de disparition de l'ascite et des accidents hépatiques chez des malades dont on a pu faire l'autopsie. Sauf le malade de M. Dujardin-Beaumetz, qui mourut de pneumonie quelques jours après la disparition de l'ascite, tous les autres malades sont morts d'accidents hépatiques après une ou plusieurs récidives.

A l'autopsie, M. Dujardin-Beaumetz trouva un foie pesant 2,700 grammes, lisse à sa surface, criant sous le couteau qui le sectionne, présentant à la coupe les granulations classiques de la cirrhose.

L'examen histologique montra une cirrhose peu avancée. Les espaces de Kiernan sont très notablement agrandis au point d'occuper presque la moitié de la surface de la coupe. Chaque lobule est entouré d'une large bande de tissu conjonctif adulte, de laquelle partent des tractus plus minces qui pénètrent dans l'intérieur même du lobule à travers les cellules hépatiques. Outre ce tissu conjonctif adulte, les espaces de Kiernan sont remplis d'une grande quantité de cellules embryonnaires diffusées dans l'espace, mais nombreuses surtout autour des ramifications veineuses. Les cellules hépatiques sont normales dans la plupart des lobules, mais dans un certain nombre, il existe une dégénérescence graisseuse manifeste.

MM. Guyot et Leudet constatèrent à l'autopsie des deux malades dont ils rapportent l'observation, une cirrhose atrophique typique. Il en fut de même de Leudet qui trouva dans son cas, un foie d'un tiers plus gros qu'à l'état normal, avec bandes fibreuses enserrant des granulations cirrhotiques.

De tout cela il ressort nettement que l'ascite est curable même chez les cirrhotiques arrivés à une période avancée de leur affection.

Est-on en droit par contre, de dire que la cirrhose est guérie? Évidemment non, si l'on veut entendre par là le retour à l'état normal de la glande hépatique.

La récidive s'observe, somme toute, fréquemment. Un médecin prudent doit donc faire les plus expresses réserves quant à l'avenir du malade, qui peut à un moment donné présenter de nouveaux accidents.

Peut-on actuellement poser d'une façon certaine le diagnostic d'ascite curable, de cirrhose curable?

Il est admis généralement que l'ascite qui semble relever plutôt de la péritonite chronique ou subaiguë que de la cirrhose hépatique, est plus aisément curable que l'ascite due à la stase porte.

Le médecin doit donc tenir grand compte des différents signes qui appartiennent en propre à l'inflammation péritonéale : début brusque de l'ascite, douleurs, température locale abdominale, frottements, parfois fièvre légère. L'analyse chimique de la sérosité ne doit pas, autant que possible, être négligée. Nous avons vu comment M. Letulle avait su tirer parti de cette précieuse donnée.

L'existence d'une péritonite chronique ou subaiguë étant écartée, dans quels cas l'ascite curable se présente-t-elle?

Laissons de côté la pyléphlébite du tronc ou des branches de la veine porte, que peuvent parfois indiquer la rapidité des accidents et un léger mouvement fébrile, alors que les signes particuliers de l'inflammation péritonéale font défaut. Et cherchons à résoudre le problème suivant : l'ascite est-elle plutôt curable lorsque le foie est gros que lorsqu'il est petit?

Incontestablement, comme le démontre du reste notre relevé, les cirrhoses qui guérissent (nous avons déjà dit ce qu'il fallait entendre par là) sont des cirrhoses à gros foie. Cette importante remarque a été faite par la plupart des observateurs. Dans une discussion récente à la Société clinique de Paris (*France médicale*, 23 mars 1889) MM. Bouchard, Damaschino, Gilbert, Gaucher, se sont trouvés d'accord pour reconnaître que dans les cas de cirrhose guérie qu'ils avaient observés, il s'agissait toujours de cirrhose à gros foie.

De quelle cirrhose voulait-on parler ? Si dans certains cas il est probable que les lésions n'avaient pas dépassé la congestion et l'infiltration embryonnaire et par conséquent étaient susceptibles de régression, il est bien certain que dans bon nombre d'observations la cirrhose n'était pas douteuse.

Enfin la curabilité de l'ascite et des accidents hépatiques peut même s'étendre à la cirrhose atrophique, cela est bien certain. Mais ici les chances de non récidive sont moins grandes. Plus que jamais il faut se tenir sur ses gardes et revenir fréquemment au traitement par excellence, au régime du lait plus ou moins mitigé.

Le volume du foie, bien qu'ayant une importance considérable, n'est donc pas tout dans la question de la curabilité de l'ascite, de la curabilité de la cirrhose. La faible quantité d'urée, les hémorrhagies, le mauvais état général sont d'un fâcheux pronostic. Il faut en dire autant de la présence dans l'urine d'une grande quantité d'urobiline ou de pigments modifiés.

A ces signes de mauvais augure, il faut joindre l'ictère, la fièvre, l'abattement, qui complètent d'ordinaire le tableau d'une cirrhose alcoolique graisseuse, atrophique ou hypertrophique, ou d'une hépatite interstitielle aiguë, affections hépatiques non susceptibles de guérison.

La reproduction rapide de l'ascite après la ponction n'est assurément pas favorable à la curabilité des accidents ; on peut craindre une pyléphlébite plus ou moins intense ; néanmoins il existe des observations de guérison alors même que la ponction a dû être pratiquée un grand nombre de fois.

L'effet du traitement au bout d'une dizaine de jours est en fin de compte le meilleur signe de la curabilité ou non des accidents.

Desiderata.

La pénurie des renseignements contenus dans la plupart des observations est telle, qu'on ne peut malheureusement pas à l'heure actuelle se faire une idée exacte de la curabilité de la cirrhose. Sans doute des faits importants sont déjà acquis et il ressort bien évidemment de la discussion que « *les cirrhoses à gros foie sont celles qui guérissent le mieux* ». Mais on ne peut s'empêcher de regretter l'absence de notions sérieuses sur l'origine de l'ascite et sur l'état de la cellule hépatique. Et cependant on dispose aujourd'hui de nombreux moyens qu'il suffirait de mettre en œuvre pour voir disparaître les dernières incertitudes.

L'analyse chimique du liquide intrapéritonéal, à laquelle on a recours si rarement, éclairerait singulièrement la question de l'origine et de la nature de l'ascite. Il n'est pas douteux que dans la majeure partie des cas « c'est l'état de la cellule hépatique qui règle le pronostic des maladies du foie (Hanot) ». Pourquoi donc ne pas s'enquérir du degré d'intégrité des fonctions cellulaires ? On jugerait par là même de la masse glandulaire détruite par la cirrhose ou altérée par la surcharge ou la dégénérescence graisseuse.

La recherche de l'urée excrétée, de la glycosurie alimentaire, de la peptonurie, des pigments de l'urine est des plus précieuses, et devrait être faite au commencement et à la fin du traitement. Il serait intéressant de savoir quelle est la modification subie par ces divers éléments lorsque la maladie est déclarée guérie.

Pour la recherche de la glycosurie alimentaire, administrer le matin à jeun 150 grammes de sirop de sucre et examiner l'urine recueillie pendant les quatre heures qui suivent, au moyen de la liqueur de Fehling, du sous-nitrate de bismuth et de la potasse. Si le résultat n'est pas net ou si l'urine est albumineuse, ictérique ou fortement uratique, la traiter par le sous-acétate de plomb; l'excès de plomb étant chassé par le bicarbonate de soude, la recherche de la glycose est faite au moyen de la liqueur de Fehling.

En ce qui concerne la peptonurie, donner d'un seul coup 20 grammes de peptone sèche et examiner si elle passe dans l'urine. Mais, comme le fait remarquer M. le professeur Bouchard, si la recherche de la peptone dans l'urine donne un résultat négatif, il n'en faut pas conclure que le foie est resté capable de transformer la peptone ou que le foie est encore assez perméable pour ne pas obliger cette substance à passer dans la circulation générale par les voies anastomotiques dilatées. « J'en conclus plus simplement que le tube digestif est resté normal, que son épithélium est encore capable de déshydrater la peptone et de la ramener à l'état d'albumine. Cette recherche ne me semble pourtant pas superflue, puisque la peptonurie est fréquente dans les maladies du foie (Bouchard). »

Dans le *Lyon médical* de 1882, n° 36, MM. Lépine et Eymonnet indiquent un nouveau signe de l'état graisseux du foie et montrent tout le parti qu'on peut tirer de la quantité d'acide phosphoglycérique contenu dans l'urine.

« Si dans une urine, on se débarrasse complètement de l'acide phosphorique à l'état de phosphate, au moyen de la mixture magnésienne ou de l'eau de baryte (ce dont on peut se convaincre facilement en constatant dans le liquide filtré l'absence de toute trace d'acide phosphorique), puis si on évapore ce liquide, si on calcine le résidu avec le nitrate de potasse et qu'on le redissolve dans un peu d'eau aiguisée d'acide azotique et qu'on traite cette solution par la mixture magnésienne, on trouvera alors que de l'acide phosphorique s'est de nouveau formé, en petite quantité, à la vérité. Cet acide phosphorique provient de la destruction, au moment de la calcination, d'acide phosphoglycérique normalement contenu dans l'urine et qui, comme on sait, fait partie intégrante de la lécithine. A l'état normal, comme nous venons de le dire, la quantité d'acide phosphoglycérique est très faible ; d'après nos dosages, elle ne dépasse pas beaucoup un centigramme (c'est-à-dire que, rapportée à l'urée de l'urine, elle n'en représente guère que la deux centième partie). Eh bien, dans plusieurs cas de foie gros nous avons trouvé que sa proportion, par rapport à l'urée, peut quintupler et même décupler. Jusqu'à présent dans aucun autre état, physiologique ou morbide, nous n'avons trouvé une telle anomalie. »

L'urobiline en solution acide est caractérisée par une bande plus ou moins sombre, plus ou moins large, située entre les raies B et F. de Frauenhoser (c'est-à-dire entre le vert et le bleu) et par la belle fluorescence verte qu'elle prend au contact du chlorure de zinc ammoniacal. Ce pigment, qui existe constamment dans l'urine des cirrhotiques, est d'autant plus abondant que la lésion cellulaire est plus intense ; quelquefois il existe en outre des pigments modifiés, du *pigment rouge* ou bilirubiline. Il faut être prévenu que les accidents congestifs fréquents chez les cirrhotiques font apparaître dans l'urine une quantité notable d'urobiline et de pigment rouge brun ; aussi doit-on répéter cet examen ; sans cela on s'expose à considérer la glande biliaire comme beaucoup plus altérée qu'elle ne l'est en réalité. Si la congestion domine et non la dégénérescence, l'urobiline et les pigments anormaux diminueront de quantité sous l'influence du traitement.

CHAPITRE IV

Traitement.

Avant de parler du traitement proprement dit de la cirrhose alcoolique, est-il besoin d'insister sur la nécessité absolue de supprimer toute ingestion d'alcool, sous quelque forme que ce soit ? L'on partage volontiers l'étonnement de M. Millard quand il lit sur l'ordonnance faite par un de ses confrères à un malade : « *vin* diurétique de Trousseau, cinq gouttes matin et soir de liqueur de Pearson dans le *vin* de chaque repas, *vin* de quinquina, puis mélange à parties égales des *vins* de Trousseau et de la Charité » (Soc. méd. des hôpitaux, 23 novembre 1888). On dirait un traitement des semblables par les semblables, mais à dose non homœopathique. Si le fait de la suppression du vin n'est pas relaté dans les observations que nous reproduisons, c'est que, même dans les cas où le malade ne fut pas soumis au régime lacté, sa seule présence à l'hôpital implique l'ingestion d'une dose de vin si faible qu'elle correspond presque à sa complète suppression pour un alcoolique.

Il va également de soi que le malade, arrivé à la guérison, doit surveiller extrêmement l'usage de vin ou d'alcool qu'il se permet, car l'abus de ces boissons est un moyen presque infaillible de ramener tous les accidents.

Nous rapportons le cas de Lyons, de Dublin, racontant qu'une femme, après avoir été guérie 2 fois dans son service, reprit ses habitudes alcooliques en rentrant chez elle : cette fois son mari lassé la mit à la porte : devenue sobre par nécessité, cette femme dès lors jouit d'une bonne santé.

I. — LAIT

L'usage du lait comme moyen thérapeutique dans les maladies n'est pas d'invention récente ; sans parler d'Hippocrate, qui cependant en recommandait l'emploi dans les affections chroniques, ou de Pline et de Celse qui conseillaient le petit lait pour éviter sa coagulation dans l'estomac, nous savons que dès le commencement de ce siècle Chrestien propagea ce mode de traitement. En parlant de l'utilité du lait administré comme remède et comme aliment dans le traitement de l'hydropisie ascite (*Archives générales de médecine*, 1831), il affirme avoir vu plus de vingt fois la diète lactée comme alimentation presque exclusive, et sans autre auxiliaire que la paracentèse dans un petit nombre de cas, réussir complètement ; aussi conclut-il de ses observations que dans presque tous les cas d'hydropisie ascite, accompagnée ou non d'anasarque, on peut, on doit même essayer la diète lactée avant d'employer aucun autre remède.

Après lui Segond, dans le *Journal hebdomadaire des progrès des sciences et des institutions médicales*, 1835 ; Belouino, dans la *Gazette médicale*, 1837 ; Cornelius, dans le *Bulletin de thérapeutique*, 1846 ; Sue, Chairon, et bien d'autres insistent également sur cette médication.

De nos jours, Peter et Ferrand, 1867, vantent les effets du lait dans les hydropisies du mal de Bright ; Jaccoud, 1872, dans l'anasarque et l'ascite spontanées a frigore, dans les anasarques scarlatineuses, et dans les hydropisies des maladies du cœur ; enfin Semmola, attire tout particulièrement l'attention sur les avantages du lait dans le traitement de la cirrhose avant la sclérose définitive du foie ; il le présente comme le spécifique de cette affection, et compare son action à celle du mercure sur les lésions syphilitiques.

Un des premiers avantages du lait est de constituer un *aliment complet* ; ce fait est prouvé parce qu'il suffit exclusivement à l'alimentation et à la croissance des jeunes mammifères, et il est expliqué par sa composition chimique : on sait en effet que par l'eau, les matières protéiques, les graisses, les hydrocarbures et les sels qu'il renferme, le lait à la dose de 4 litres contient, et au delà, les 120 gr. de matières albuminoïdes, 80 gr. de graisse, 420 gr. de fécule, 30 gr. de sels et 2,800 gr. d'eau, que Schiff a déterminés comme étant la dose nécessaire à l'alimentation de l'homme adulte. Si l'on reproche au régime lacté de déterminer, chez les individus habitués à une nourriture plus riche, un certain degré d'amaigrissement par véritable autophagie (Jaccoud), nous ferons observer que, dans le cas dont nous parlons, le régime lacté n'est prescrit que pour un temps limité, et que de plus on l'impose à des sujets atteints d'une maladie grave, qui, pendant leur traitement, doivent forcément mener une vie calme, en quelque sorte inactive et préservée de toute cause de fatigue.

Un autre avantage incontestable du lait envisagé comme aliment, est son action sur la muqueuse gastro-intestinale et sur le foie. Il ne détermine en effet aucune inflammation de ces organes, et il est digéré plus vite et plus facilement qu'aucune autre substance animale ou végétale. Dans l'échelle de digestibilité des aliments dressée par Leube, d'Erlangen (1887), au moyen de la sonde œsophagienne, on voit qu'il est parmi les aliments dont l'estomac se vide le plus rapidement. D'autre part, on sait que les peptones conservent toujours, bien qu'elles aient toutes la même composition chimique, quelque caractère des matières originelles, et que l'on reconnaît, par exemple, des peptones du blanc d'œuf, de la fibrine, des matières collagènes; il est donc naturel d'admettre qu'elles aient aussi des propriétés biologiques un peu différentes entre elles. Or, l'on constate que les peptones provenant de la digestion du lait sont beaucoup plus facilement élaborées et assimilées que toutes les autres; le chyle qui en provient n'exige pas une active élaboration de la part du foie, ni un grand travail d'hématose; il élève peu la température du corps et ne stimule ni les combustions, ni la circulation (Straus); c'est donc pour le foie, où s'achève la transformation des matières azotées, une diminution de travail fonctionnel et un repos relatif, qui peuvent avoir une grande part dans les heureux effets du régime lacté. Ajoutons que ce régime donne lieu à un résidu fécal peu abondant, et qu'il réduit au minimum les fermentations et les putréfactions intestinales, ainsi que la quantité d'alcaloïdes toxiques que la circulation puisera dans l'intestin : par conséquent, il allège d'autant le travail du foie, qui est également chargé d'arrêter et de détruire ces alcaloïdes.

Enfin, un dernier avantage du lait est sa *puissance diurétique*. Nous n'insisterons pas sur ce fait universellement admis, mais nous regrettons de n'en pas trouver la cause certaine.

Est-il diurétique par suite de l'*augmentation* de la tension sanguine résultant de l'ingestion d'une grande quantité de liquide (Cutter)? Ludwig a démontré en effet que l'élévation de la pression du sang augmente la sécrétion de l'urine, comme son abaissement la diminue. Mais il paraît démontré par Semmola (Leçons sur la curabilité de la cirrhose, publiées in *Progresso medico*, décembre 1888-89) que le lait n'a nullement cette action ; il publie des tracés sphygmographiques de cirrhotiques soumis à la diète lactée, dans lesquels on voit progressivement sous l'influence de ce régime, l'amplitude du pouls et le nombre de ses battements diminuer, ce qui paraît bien démontrer l'abaissement progressif de la tension vasculaire.

Est-il diurétique par l'*eau* qu'il renferme, suivant la vieille opinion de Haller? Mais un alcoolique que l'on condamne à n'absorber par jour que 4 litres de lait, buvait une quantité de vin et d'autres liquides souvent égale, souvent supérieure à cette dose. D'ailleurs, Moutard-Martin et Ch. Richet (Recherches sur la polyurie, *Archives de physiologie*, 1881), qui commencent leur travail en citant cette opinion de Haller, le finissent en montrant que l'eau arrivant en excès dans le sang arrête la sécrétion urinaire, tandis que l'excès de sucre, de sels, ou de glycérine l'augmente ! Le rein, disent-ils, a pour rôle de retenir l'eau et de maintenir la dilution des matières solides ; et c'est seulement quand la concentration de ces matières s'exagère qu'il doit éliminer leur excès, et cela par le véhicule de l'eau, d'où seulement la polyurie.

Le lait serait donc diurétique par la *lactose* qu'il renferme? C'est l'opinion du professeur Sée, qui pour cette raison renonce au lait en faveur du sirop de lactose. Son opinion est confirmée par les travaux de Dujardin-Beaumetz sur l'effet diurétique de la glycose et de la lactose, relatés dans la thèse de son élève, Mlle Meilach (Paris, 1889). On pourrait rapprocher de ces faits l'heureux résultat obtenu par M. Gaucher sur un malade atteint de cirrhose avec ascite considérable, par la cure de raisin ; cette méthode fut employée 3 fois consécutivement et amena chaque fois une amélioration extrême à la suite d'une diurèse abondante.

Le lait par ses avantages comme aliment et par ses propriétés comme médicament, a donc mérité, aussi bien rationnellement qu'empiriquement, de devenir la base du traitement de la cirrhose. Et de fait, sur 85 observations que nous avons recueillies environ, nous

trouvons 20 cas où il n'est pas dit si le lait fut administré, et 65 cas
où il fut proscrit à des doses variables. Mais empressons-nous d'ajouter qu'il ne doit pas être proscrit d'une manière quelconque, et que
tous les médecins accoutumés à soigner et à guérir leurs cirrhotiques
s'accordent à ordonner le *régime lacté intégral, exclusif, absolu*.
M. Huchard (*Revue générale de clinique et thérapeutique*, 1889)
cite le cas d'un artérioscléreux « en proie depuis plusieurs mois à
une dyspnée intense contre laquelle le régime lacté additionné de
bouillon et d'un peu de viande restait impuissant ; le régime lacté
exclusif ayant été proscrit, une amélioration presque merveilleuse
dans sa sûreté et sa rapidité survint, et dès le 2e jour le malade était
délivré de ses accès d'oppression comme par enchantement ». Nous
citons beaucoup de cas où, dans le traitement de la cirrhose, le régime
lacté exclusif amena également une amélioration que ne procurait pas
le régime mixte. Il faut donc donner le lait à l'exclusion de tout autre
aliment, bouillon, œuf ou viande. De plus, suivant l'importante remarque de Karell, il ne faut pas dire au malade « buvez du lait quand
vous voudrez, tant que vous voudrez », mais il faut l'administrer à
intervalles réguliers et à doses fractionnées. Semmola recommande
de donner au début 100 gr. seulement toutes les 3 heures, ou 50 gr.
toutes les 2 heures, ou même une seule cuillerée à soupe toutes les
heures ; de cette manière, dit-il, on voit toujours le malade s'habituer
à son régime et le supporter ; si au contraire on lui laissait prendre
d'emblée un litre de lait 2 ou 3 fois par jour, à ses heures accoutu-
mées de repas, on constaterait presque infailliblement un résultat
inverse, car le lait se coagulant en bloc sur l'estomac serait d'une
digestion difficile et pénible.

Dès que le malade sera accoutumé à son nouveau régime, il faudra
rapidement augmenter ces doses, et arriver à un chiffre moyen oscillant entre 2 litres et demi au minimum, et 4 litres au maximum. Nous
ne nous arrêterons guère aux considérations qu'on peut tirer du goût
des malades : les uns préfèrent le lait fraîchement trait, il faut d'autant plus le leur accorder, que c'est la forme sous laquelle il est généralement le mieux digéré (Chrestien) ; d'autres préfèrent au lait de
vache, celui d'ânesse ou de chèvre ; d'autres enfin désirent l'aroma-
tiser avec quelques gouttes d'une essence telle que celle d'anis, ou
avec un peu d'eau de fleur d'oranger, avec de la cannelle, ou de la va-

nille; quelques médecins y ajoutent un peu de café ou de chocolat; dans tous ces cas on peut suivre le goût du malade, tant qu'il ne réclame ni alcools, ni liqueurs, cognac, kirsch, rhum, qui seront formellement proscrits. Notons plutôt l'utilité qu'il y a souvent à ordonner l'eau de chaux, le bicarbonate de chaux, l'eau de Vichy naturelle ou artificielle, conjointement au lait, pour en rendre la digestion plus facile. Par ces différents moyens on arrivera presque toujours à faire bien supporter le régime lacté. S'il détermine de la constipation, ce qui arrive facilement puisqu'il laisse peu de détritus, on pourra la combattre par un lavement froid quotidien, ou par les drastiques, comme M. Millard, créant une voie de dérivation du côté de l'intestin. S'il amène de la diarrhée, plutôt que de la combattre par le bismuth, l'eau de Vichy ou l'eau de chaux, il faudra s'assurer si le malade ne commet pas de faute dans la manière dont il suit son régime. Semmola cite le cas d'un médecin, le Dr Piccoli, atteint de cirrhose, qui était venu dans son service s'astreindre au traitement par le lait : comme il ressentait les meilleurs effets des 2,400 grammes qu'il buvait par jour, il pensa activer sa guérison en les portant à 3,500; des troubles gastro-intestinaux survinrent, avec des évacuations diarrhéiques contenant du lait coagulé non digéré : il suffit de reporter le malade à la dose primitive pour faire disparaître cette indigestion par quantité et non par qualité, et la guérison suivit son cours.

Disons enfin que, malgré toutes ces précautions, certains malades vomissent le lait ou en éprouvent une diarrhée rebelle, et paraissent présenter une idiosyncrasie réelle contre le lait. Et cependant même dans ces cas, avant de renoncer au lait, il faut essayer un dernier moyen dont tout le monde a constaté les résultats souvent merveilleux, c'est d'administrer le lait par la sonde œsophagienne, que l'on commence ou non par laver l'estomac, ce qui paraît souvent superflu. Nous avons tout récemment observé dans le service de M. Ferrand, à Laënnec, une malade atteinte de néphrite, qui depuis longtemps éprouvait un dégoût invincible pour le lait, et qui d'ailleurs vomissait absolument tout ce qu'elle avalait depuis plusieurs jours ; il suffit de lui administrer le lait par la sonde, même à dose un peu élevée pour le cas présent (plus d'un demi-litre à la fois), pour voir cesser aussitôt les vomissements et la diarrhée, et une urination normale succéder à une anurie presque complète.

Nous concluons de ce qui précède, que les cas malheureux où l'on ne peut faire tolérer au malade la diète lactée sont extrêmement rares. Pendant combien de temps doit-on le soumettre à ce régime? Cela dépend évidemment des sujets ; mais il ressort d'un grand nombre d'observations qu'au bout de 2 mois généralement la guérison est obtenue, et que l'on peut permettre alors l'usage d'une alimentation plus fortifiante ; d'autres fois le régime n'amène qu'une amélioration relative, la vie du malade ne semble plus immédiatement en danger, mais il ne retrouve plus un état de santé suffisant pour reprendre son genre de vie accoutumé; dans ces cas la continuation du régime lacté s'impose absolument, c'est alors que Chrostien s'écrie : le lait ou la mort ! et il cite le cas d'un malade qui pendant 10 ans vit les accidents ascitiques disparaître chaque fois qu'il se remettait au lait, pour revenir aussitôt qu'il l'abandonnait.

Bien entendu, nous ne prétendons pas que le lait guérira toute cirrhose alcoolique, mais s'il est un moyen qui, dans le traitement de cette affection, paraisse obtenir de merveilleux effets, c'est bien lui. Depuis son emploi, on peut dire de la cirrhose, ce que Jaccoud disait en 1872 des affections du rein : « les maladies rénales à albuminurie ont perdu de leur incurabilité absolue, elles permettent un pronostic variable, depuis que la médication lactée a pris place dans leur thérapeutique ». Et puisque nous avons nommé le professeur Jaccoud, avouons ici combien nous sommes surpris d'entendre sa voix protester, presque seule, contre cette manière de faire. Dans ses leçons de 1872, après avoir vanté le lait dans presque toutes les hydropisies, il ajoute que « dans l'ascite par sclérose hépatique il ne compte plus les revers, il n'a pas eu un seul succès ». Et il s'explique cet insuccès par le fait que « le lait ne peut atteindre qu'indirectement et pour ainsi dire de seconde main le système porte et l'hydropisie qui en survient ». Dans une récente leçon (*Semaine médicale*, 13 février 1889) il montre que son avis ne s'est guère modifié à ce sujet ; il cite des cas de cirrhose où le lait fut inutile ou même nuisible, et il conclut que le lait dans cette affection ne peut être utile que tout au début, quand la compression porte sera au minimum, quand il y aura peu ou pas d'ascite. L'opinion d'un pareil maître mérite d'être citée, surtout puisqu'elle est en contradiction formelle avec celle de tous les auteurs, et particulièrement sur un dernier point avec celle

W.   5 de M. Semmola, qui rejette le lait dans la cirrhose hypertrophique, tandis que M. Jaccoud doit à l'intervention constante du régime lacté, des survies de 5 ans et plus dans les cirrhoses hypertrophiques pures. Il ajoute d'ailleurs que pour constater si ce régime peut améliorer l'état des malades, il faut le continuer pendant 3 ou 4 semaines. Ce n'est pas l'opinion de Chrestien; pour lui, dès le huitième jour il détermine chez les malades atteints d'ascite une polyurie abondante d'un heureux présage, et si celle-ci ne survient pas alors il faut abandonner cette médication ; il y aurait donc dans la *polyurie* consécutive à la diète lactée comme un moyen de diagnostiquer la curabilité du cas que l'on traite.

C'est également l'opinion de Semmola qui cherche à trouver encore un nouvel élément de ce diagnostic dans la quantité d'*urée* excrétée dans les vingt-quatre heures à la suite du régime lacté. On connaît en effet, depuis les travaux de Murchison (1874), confirmés par ceux de Brouardel, le rôle important du foie dans la formation des matières azotées éliminées par les reins ; c'est un des signes les plus constants des troubles fonctionnels du foie, que la formation imparfaite de l'urée, dénotée par l'augmentation dans les urines de l'acide urique ou des urates. D'autre part, les expériences de Chibret (*Académie des sciences de Paris*, mai-juin 1887), montrent que les quantités d'urée excrétée augmentent dans la proportion de 60 pour 100 dans le régime lacté absolu, et de 35 pour 100 dans le régime mixte. Semmola confirma ces expériences en soumettant au lait des malades atteints de pleurésie, mal de Bright, tuberculose pulmonaire ou affections cardiaques ; et il obtint un résultat constant, qu'il attribue, non à l'augmentation des principes azotés introduits dans les voies digestives, mais à l'augmentation de ces principes digérés, absorbés et assimilés, grâce à la grande digestibilité du lait. Pour lui c'est donc un critérium dans le pronostic d'un cirrhotique, que les conséquences du régime lacté sur l'émission de l'urée : si elle reste peu abondante, il y a peu à espérer, l'altération de la cellule hépatique est trop profonde pour être réparable et compatible avec la vie ; si elle augmente, la fonction de la cellule est encore suffisante, et malgré la gravité des symptômes, on doit admettre que le processus morbide n'est pas encore arrivé à sa dernière période.

Ajoutons à la possibilité du pronostic tiré soit de la polyurie consécutive au régime lacté, soit de l'augmentation de l'urée éliminée par les urines, celle d'un pronostic semblable qu'on pourrait tirer de la quantité d'*uroérythrine* qu'elles renferment ; cette substance paraît y exister en quantité inverse de celle de l'urée : donc sa diminution prouverait une amélioration dans le fonctionnement du foie. Tel est du moins l'avis de Semmola.

II. — IODURE DE POTASSIUM

Après le lait, le remède le plus employé contre les accidents de la cirrhose est l'iodure de potassium.

Dès 1827 (*Bulletin de thérapeutique*), le Dr Coster avait indiqué, le premier peut-être, les bons effets de l'iode dans différents cas d'épanchements séreux ; Bradfield (1829), Jahn (1832) et Hoffmann firent connaître ensuite les heureux résultats de l'iodure de potassium dans le traitement de l'ascite ; Thirion (*Communication à l'Acad. de méd. de Belgique*, 1848) confirma ces faits en publiant plusieurs observations analogues. Depuis lors, l'usage de l'iodure de potassium, contre les accidents péritonéo-hépatiques de la cirrhose, n'a cessé de se propager. Sans doute, son emploi n'est pas une condition nécessaire à la disparition de ces accidents ; dans un grand nombre des cas que nous citons il n'a pas été prescrit, notamment dans ceux de M. Millard, qui pense devoir le réserver pour les cirrhoses d'origine syphilitique. C'est également l'opinion soutenue dans la thèse de Ribeton, au sujet d'un cas où l'iodure, donné pendant un temps et à une dose qui ne sont pas indiqués, resta sans effet, « ce qui n'a pas lieu de nous surprendre, ajoute-t-il, puisque ce malade ne présentait aucun indice de syphilis ». Mais telle n'est pas la manière de voir de M. Lancereaux et de tant d'autres maîtres, qui prescrivent l'iodure dans toutes les cirrhoses alcooliques, alors même qu'il n'y a pas trace de syphilis, et qui pensent devoir lui attribuer une part importante de leurs succès.

D'après M. Lancereaux, ce sel a pour effet d'empêcher la formation du tissu scléreux cicatriciel dans le foie, et d'arrêter l'inflammation embryonnaire péri-veineuse ; mais son action sur les scléroses adultes est fort problématique, aussi ne pourra-t-on guère espérer un résultat de ce côté, que quand il s'agit de formations conjonctives jeunes. D'après les travaux récents du professeur Séc, l'iodure est un vasodilatateur énergique; il facilite par conséquent la circulation et l'afflux sanguin, il entretient et exagère la nutrition intime des tissus, et il doit rendre aux éléments du foie qui sont conservés leur maximum d'effet utile.

A quelle dose convient-il de prescrire l'iodure ? Nous savons que dans certaines affections, des médecins n'ont pas craint d'arriver progressivement à 50 grammes, et de les continuer pendant plusieurs mois (traitement du psoriasis par le Dr Haslund); cela est possible en effet dans les cas où les appareils digestif et rénal n'offrent aucune lésion grave, où il n'y a pas d'affection cardio-pulmonaire, où l'organisme enfin n'est pas débilité (de Molènes). Mais il n'en est pas ainsi dans la cirrhose; aussi est-il d'usage d'y prescrire généralement 2 à 4 grammes d'iodure par jour. A cette dose relativement faible, on ne craindra pas l'accumulation du médicament dans l'organisme; car l'on sait que si la dose administrée dépasse 10 grammes, bien que 5 minutes après l'ingestion du médicament il apparaisse dans les urines, il s'y retrouve encore une semaine plus tard. D'après M. Huchard, il est certain que l'association du lait et des diurétiques à la médication iodurée, en favorise l'élimination par les reins, et diminue le danger d'intolérance; M. Besnier joint souvent une goutte de liqueur de Fowler à chaque gramme d'iodure; M. Aubert, de Lyon, lui associe de petites doses de belladone; enfin M. Semmola se contente de le délayer dans une grande quantité d'eau, un litre environ, et il affirme qu'une expérience de 24 ans lui a prouvé que ce moyen suffit à le faire supporter par des malades réfractaires à une dose concentrée.

En se conformant à ces diverses indications, l'on retirera généralement de bons effets de l'iodure de potassium; dans les cas cependant où il déterminerait de la diarrhée, il faudra le suspendre, comme toute médication capable d'affaiblir le malade.

III. — DIURÉTIQUES ET PURGATIFS

Il existe de nombreuses observations de cirrhoses alcooliques dans lesquelles l'ascite sembla se résorber spontanément, sans l'intervention d'aucun médicament. Mais il importe de remarquer que dans ces cas, la disparition du liquide n'eut pas lieu d'une manière lente et silencieuse, et qu'elle s'accompagna presque toujours, au contraire, d'une crise intestinale ou urinaire. Si l'on cherche dans l'évolution naturelle des maladies, des indications pour leur traitement, il y a là un symptôme qu'on ne peut négliger, et d'où l'on doit déduire l'utilité des purgatifs et des diurétiques ; nous pourrions même dire, avec Mondière, qu'il serait utile de rechercher dans quel sens la nature tend à agir chez chaque malade, pour favoriser chez lui spécialement la sécrétion des reins ou de l'intestin.

Nous avons insisté longuement déjà sur l'action diurétique du lait dans le traitement de la cirrhose. Mais, avec lui, bien d'autres diurétiques ont été employés, parmi lesquels nous pouvons citer d'abord le calomel. Connu de Paracelse, de J. Frank et de Boerhaave, prôné par Stokes dans les cardiopathies, où « il peut prolonger la vie des malades en les débarrassant de l'hydropisie et des congestions pulmonaires ou hépatiques », il vient d'être récemment étudié à nouveau par Jendrassik, assistant de Wagner (Buda-Pesth, 1886), qui l'emploie avec succès uni au jalap, dans les hydropisies d'origine cardiaque. D'après le professeur Sée (*Clinique de l'Hôtel-Dieu*, janv. 1889), le calomel n'exerce pas d'action diurétique chez l'homme sain, mais seulement chez les individus atteints d'hydropisie, et spécialement d'hydropisie d'origine cardiaque ; il ne modifie en rien ni le cœur ni le pouls, soit comme énergie, soit comme fréquence ; c'est un diurétique rénal, voisin de la caféine ; il paraît avoir une action élective sur l'épithélium rénal (Fürbringer) et semble être un médicament glandulaire, comme la pilocarpine. Jendrassik le prescrit à la dose de 80 centigrammes par jour, pris en quatre fois, pendant 2 jours ; le professeur Sée ordonne, pendant 3 jours, 40 à 60 centigrammes, pris en deux fois ; le professeur Bouchard l'emploie à faible dose, 20 centigrammes seulement par jour. L'effet diurétique ne se produit qu'à partir du second et quelquefois du quatrième jour ; la stomatite mercurielle est toujours à craindre, il faut la prévenir par les soins antiseptiques de la bouche, ou la traiter par le chlorate de potasse. Pour éviter la diarrhée ou les coliques qu'il détermine souvent, on peut lui associer l'opium, par exemple, 2 centigrammes d'extrait thébaïque. Le Dr Schaross (*The therapeutic Gazette*, 15 nov. 1888) vante les résultats de l'association de 5 centigrammes de digitale avec 10 centigrammes de calomel, répétés toutes les trois heures dans le traitement de la cirrhose avec ascite. Dans une dizaine des observations que nous citons, le calomel a été employé avec d'autres médicaments, et une certaine part des succès obtenus lui revient sans doute ; dans le cas de Wetzler cependant (obs. XXXIV) il constitua presque seul le traitement, et son emploi à dose assez élevée amena une disparition très rapide de l'ascite. Mais le mercure est également diurétique sous d'autres formes, et les médecins anglais emploient volontiers les pilules bleues dans les maladies du foie.

Dans un grand nombre d'observations, nous voyons relater l'usage de différents diurétiques, la caféine, la digitale, la scille, le chiendent nitré. M .Dujardin-Beaumetz, ainsi que M. G. Sée, vante l'emploi de la lactose ou de la glycose : il fait remarquer que cette dernière substance n'entraîne pas, comme on pouvait le craindre, de glycosurie (*Acad. de méd.*, 18 juin 1889). M. Dujardin-Beaumetz (obs. LXXXV) paraît aussi avoir retiré de bons effets de l'hippurate de chaux à la dose de 4 gr. par jour.

M. Millard dans les 3 cas communiqués à la Société médicale des hôpitaux, prescrivit une potion aux baies de genièvre, ainsi composée :

> Baies de genièvre, 10 gr. ;
> Eau bouillante infusée, 200 gr. ;
> Nitrate et acétate de potasse, ââ 2 gr. ;
> Oxymel scillitique, 50 gr. ;
> Sirop des 5 racines, 30 gr.

Nous tenons aussi à attirer l'attention sur un médicament, peut-être trop délaissé aujourd'hui, quoiqu'il paraisse jouir de propriétés diurétiques bien importantes. Dans une intéressante observation (voy. obs. LVI) Jeanjean cite le cas d'un malade atteint d'ascite et d'anasarque, qui ne pouvait supporter le lait, et dont la digitale et l'asa fœtida ne firent qu'aggraver l'état ; avant de pratiquer une ponction devenue urgente par la dyspnée du malade, ce médecin prescrivit une décoction préparée avec 20 grains de café vert, non torréfié, que l'on fit bouillir pendant 2 heures et macérer ensuite pendant 6, dans une pinte d'eau ; les urines augmentèrent rapidement d'abondance et, trois semaines après, l'ascite avait complètement disparu. Enfin, rappelons les résultats remarquables, et presque immédiats, que Fritz a obtenus (obs. LX) par l'emploi de la strychnine, déterminant la diurèse, le réveil de l'appétit et la disparition de l'ascite.

Nous n'insisterons pas sur les divers purgatifs qui furent employés pour répondre à des indications particulières ; nous citerons seulement l'évonymine, qui, d'après les expériences de Prévost et Binet, serait le seul purgatif cholagogue, parmi tant d'autres auxquels on attribue à tord cette propriété. Nous voulons aussi mentionner les effets de la gomme-gutte, employée dans un cas (obs. XXXV) à l'exclusion de tout autre médicament, même du lait, et amenant la disparition définitive d'une ascite qui s'était reproduite malgré 3 ponctions, et qui résistait aux autres médicaments. M. Millard prescrit les drastiques, surtout dans les cas où l'insuffisance rénale joint ses dangers à ceux de l'insuffisance hépatique, afin de créer une voie de dérivation du côté de l'intestin.

IV. — RÉVULSIFS ; HYDROTHÉRAPIE

Plusieurs médecins se sont adressés à la révulsion pour soulager leurs malades, et ont essayé les vésicatoires, les ventouses sèches ou scarifiées, les pointes de feu. Ce traitement qui fut employé dans plusieurs de nos cas, ne paraît avoir d'utilité que contre l'élément inflammatoire du début de l'affection. Nous citons un cas (obs. IV), où le malade après avoir été soulagé une première fois par ce traitement institué six semaines après le début de ses accidents, n'en retira aucun bénéfice huit mois après, quand de nouveaux abus alcooliques eurent ramené les phénomènes hépatiques.

L'on a aussi usé de l'hydrothérapie dans la cirrhose alcoolique, sous forme de lotions fraîches et de douches sur la région du foie ; mais c'est surtout dans la cirrhose impaludique que ce traitement acquiert une importance capitale. Fleury recommande de diriger sur la région, pendant dix secondes à une minute, une douche en jet à forte pression, et peu ou pas brisée. Auparavant on devra doucher rapidement le corps entier avec de l'eau froide, puis terminer par une douche à épingle sur l'épigastre, et de l'eau chaude aux pieds (Delmas). M. Lancereaux emploie volontiers pour tonifier ses malades, quand l'état général le permet, les douches générales suivies de frictions sèches ou aromatiques. Ces pratiques ne peuvent que se propager, avec la vulgarisation croissante de l'hydrothérapie.

Sans doute, le médecin ordonnera toutes les précautions nécessaires pour éviter absolument que le malade ne se refroidisse : ce n'est pas là un devoir banal, étant données les complications mortelles qu'un refroidissement peut entraîner chez les cirrhotiques ; ce danger est tel que M. Millard rejette formellement l'usage de l'hydrothérapie. Si l'on y a recours, on se souviendra que ces malades paraissent offrir une susceptibilité particulière de la peau, et qu'un trouble de la fonction cutanée peut avoir les plus funestes conséquences sur la marche de leur affection. M. Dujardin-Beaumetz rapporte le fait d'un malade qui paraissait guéri ; il sort de l'hôpital, s'enivre, s'endort à l'humidité des bois de Meudon, fait une pneumonie et meurt le troisième jour. Semmola cite le cas d'un cirrhotique en pleine voie de guérison, qui passe, un soir de mai, plusieurs heures à la fenêtre ouverte ; dès le lendemain la guérison rétrocéda, les urines diminuèrent, l'affaiblissement survint rapide et emporta le malade en trois semaines.

V. — FARADISATION

Dans une affection dont l'ascite constitue un des principaux accidents, il nous paraît intéressant de rappeler la possibilité de sa résorption par l'emploi de l'électricité.

Solfanelli (en 1866) paraît être le premier à l'avoir employée sur le conseil de Tripier, et précisément contre une ascite par cirrhose atrophique. Il appliqua un pôle sur les lombes, et promena l'autre sur l'abdomen ; le résultat fut surprenant, la diurèse augmenta rapidement, le ventre diminua de volume, et en quatre séances l'ascite avait disparu. Glan (en 1878) soigna un malade analogue atteint d'anasarque, et auquel l'on avait pratiqué deux ponctions ; il obtint la polyurie et la disparition, au moins passagère, de l'ascite. Karpoff, chez un malade soigné vainement depuis 3 ans par toutes sortes de remèdes, obtint un succès partiel, la circonférence du ventre diminua de 17 centimètres. Sigrist et Limbert obtinrent la disparition de l'ascite dans deux cas de cirrhose. Muret (*Revue de médecine*, 1888) cite de nombreux cas de guérison de l'ascite due à une péritonite chronique, à une tumeur de la rate, à l'albuminurie.

D'après Tripier, il faut employer un courant assez fort pour déterminer des contractions musculaires, surtout quand le ventre est très distendu ; on peut faire quatre séances par jour, de 10 minutes environ, dans l'intervalle desquelles le repos au lit n'est pas nécessaire. Lorsque les séances n'ont pas lieu tous les jours, on est frappé de voir que la polyurie n'existe que les jours de faradisation, tandis que les autres jours le ventre ne diminue pas de volume.

Le mécanisme de ces résultats est inconnu ; Erb l'attribue à l'excitation des plexus nerveux abdominaux, mettant en action les vaisseaux absorbants ; Glan le rapporte à une action mécanique des muscles abdominaux, soumettant le liquide comprimé à une sorte d'aspiration par les lymphatiques du diaphragme ; Gerhardt croit à une excitation directe des nerfs des plexus rénaux ; ce sont là des hypothèses, un fait certain, c'est que la faradisation, comme la digitale d'ailleurs, n'est pas diurétique et n'amène pas de polyurie chez un individu bien portant.

VI. — PARACENTÈSE

Nous avons omis de parler jusqu'ici de cette opération qui constitue cependant un adjuvant utile, souvent indispensable, du traitement de la cirrhose. Elle fut faite, plus ou moins fréquemment, dans la moitié environ des cas que nous rapportons ; parmi ceux de M. Lancereaux, nous ne la voyons pratiquée qu'une fois, car le régime lacté lui suffit généralement pour faire disparaître l'ascite. M. Semmola pense aussi qu'elle est le plus souvent inutile ; sa pratique touchant le moment et la quantité de la ponction mérite d'être signalée. Il commence toujours par laisser ses malades, pendant plus d'une semaine, au régime lacté ; si à ce moment l'ascite n'est pas en voie de résorption, il retire par la ponction 3 ou 4 litres de liquide ; généralement le lait produit alors son effet, et l'ascite diminue ; si de nouveau son action curative paraît suspendue, il recommence une petite ponction, suivie habituellement encore de la régression de l'ascite. Cette méthode des ponctions partielles paraît rationnelle et très recommandable ; en effet, nous voyons qu'elle suffit, jointe au régime lacté, à faire résorber l'ascite ; d'autre part elle évite le principal danger de la paracentèse, un plus grand affaiblissement des sujets cachectiques : car le sang doit fournir à nouveau les matières constituantes du liquide ascitique, qui généralement ne tarde pas à se

reproduire après une ponction totale. C'est un fait d'observation journalière, que de voir des cirrhotiques mourir 12 ou 24 heures après
une dernière ponction totale, alors que leur état ne faisait pas encore
prévoir une fin aussi prochaine : comme si cette opération avait
déterminé subitement une rapide déperdition de leurs forces, et causé
leur mort.

Il semble aussi, dans les cas où l'amélioration ne survient pas
malgré tous les moyens thérapeutiques employés, qu'il soit sage de
ne pas tarder à pratiquer une ponction de quelques litres, car cette
opération paraît d'autant mieux supportée que l'état cachectique est
moins avancé, et elle soulage toujours le malade, en diminuant la
compression mécanique du liquide sur les reins, les vaisseaux portes
et le diaphragme.

On a soutenu que l'abondance et la reproduction rapide de l'épanchement indiquaient une évolution particulièrement grave et même
fatale de la cirrhose. Bien des observations prouvent que cette opinion est erronée, et que la curabilité est possible, même après que les
ponctions ont retiré une quantité, souvent énorme, de liquide ; dans
le cas de Lyons, il y eut 36 ponctions de 15 litres en un an et demi,
dans celui de Duhamel on en pratiqua 53, et cependant leurs malades
finirent par guérir.

Nous pensons donc qu'il ne faut pas redouter cette opération, surtout quand on se borne à la faire partielle, mais qu'il faut toujours
commencer par chercher à l'éviter, en mettant le malade au régime
lacté. Le lait paraît en effet la base fondamentale du traitement de
toute cirrhose alcoolique, quel que soit le volume de la glande. Un
fait absolument certain ressort de la lecture de nos observations : c'est
que des foies atrophiés (20 cas environ) aussi bien que des foies hyper-
trophiés (30 cas environ) existaient chez les cirrhotiques dont les accidents ont disparu. Bien souvent au lit du malade il est impossible,
derrière l'ascite, d'apprécier le volume du foie ; mais lorsqu'on peut
affirmer une cirrhose alcoolique, cette appréciation, croyons-nous,
n'ajouterait rien ni à la connaissance de la lésion anatomique, ni au
traitement à instituer, ni même au pronostic, quoi qu'on en ait dit.
Rappelons en finissant les encourageantes paroles de M. Lancereaux
(*Bulletin médical*, 22 mars 1890) :

« Autrefois qui disait cirrhose hépatique, disait fin prochaine et fatale. Aujourd'hui je pense que non seulement cette maladie peut être enrayée, mais que les cas de *guérison* sont relativement fréquents, car depuis une dizaine d'années j'en ai vu mourir fort peu et je compte pour le moins, 40 à 50 guérisons. Si vous avez la chance d'intervenir au début, quand les phénomènes sont peu accusés et que la santé générale n'est pas encore ébranlée, et si le malade se prête à votre traitement, vous aurez le plus souvent des succès. »

OBSERVATIONS

I. — Cas de congestion du foie sans ascite suivis d'amélioration.

OBSERVATION I

M. GLÉNARD, de Vichy, in Th. de FRANÇON, p. 143. — *Congestion hépatique à la suite d'excès alcooliques. — Foie volumineux, sensible. — Amélioration.*

B..., 26 ans, commissionnaire en vins, vint nous consulter le 20 juillet 1883.

Depuis quelques années, il éprouve des troubles digestifs assez prononcés : anorexie, nausées, lenteur de la digestion ; tous les matins, il a la pituite ; fréquemment, après les repas, il ressent une sensation douloureuse au niveau du foie ; un peu de constipation.

Il n'a eu ni syphilis, ni impaludisme et jouit d'une santé relativement assez bonne ; légère teinte subictérique.

Son foie mesuré présente un énorme développement ; il déborde de plusieurs travers de doigt le rebord des fausses côtes ; il est sensible à la pression ; la rate est un peu plus grosse qu'à l'état normal.

Rien au cœur ni aux poumons.

Les urines ne renferment ni sucre ni albumine ; peu de pigment biliaire.

Traitement. — Régime lacté ; laxatifs salins.

8 août. Le malade va partir beaucoup amélioré ; l'appétit est meilleur, les digestions moins pénibles, et le volume du foie a beaucoup diminué ; il ne dépasse plus que d'un travers de doigt le rebord costal ; il est moins sensible à la pression.

OBSERVATION II

M. le professeur MAYET, in Th. de FRANÇON, p. 143. — *Hépatite alcoolique subaiguë avec hypertrophie du foie. — Guérison rapide par ventouses scarifiées, vésicatoires, purgatifs.*

M... (Benoît), 48 ans, entre le 26 août 1886, salle Sainte-Jeanne, n° 17, dans le service du Dr Mayet.

Rien à noter du côté de l'hérédité. Pas de scrofule dans l'enfance, pas de rhumatisme, ni de syphilis. Habitudes alcooliques : il boit un litre de vin et trois ou quatre petits verres de liqueur par jour.

Aurait eu la dysenterie et la fièvre intermittente pendant qu'il faisait son service en Afrique ; mais n'aurait jamais rien éprouvé depuis qu'il est revenu en France. Depuis deux mois, troubles digestifs, sensation de brûlure dans la région épigastrique ; quelques vomissements pituiteux le matin ; parfois aussi, vomissements alimentaires après les repas.

Membres inférieurs œdématiés ; un peu d'ascite.

A la percussion de l'abdomen, on trouve le foie très augmenté de volume : il déborde les fausses côtes de 7 à 8 centimètres, le lobe gauche s'avance à l'épigastre au delà d'une ligne verticale passant par le bord gauche du sternum.

Teinte ictérique très accusée.

Un peu d'obscurité de la respiration. Rien au cœur.

L'urine contient des pigments biliaires et peut-être un peu d'albumine.

Traitement. Lait, eau de Vichy ; ventouses scarifiées sur la région hépatique. Prises de calomel et de jalap.

30 août. L'urine contient moins de pigments biliaires et pas d'albumine.

Le foie a diminué de volume ; la matité ne dépasse plus le rebord costal que de 3 centimètres.

10 septembre. La matité hépatique est encore moins considérable ; la teinte ictérique des téguments tend à disparaître.

Le 20. Le malade demande à sortir. Il est en très bon état ; il n'y a plus qu'une légère teinte subictérique des conjonctives.

Ce malade, revu quelques mois plus tard se portait très bien ; il n'avait plus d'ictère et ses fonctions digestives étaient très régulières.

OBSERVATION III

M. le professeur MAYET, in Th. de FRANÇON, p. 144. — *Hépatite alcoolique subaiguë guérie.*

D... (Eugène), 21 ans, entre le 8 décembre 1871, salle Saint-Pothin, n° 48. Mère morte d'une maladie de cœur. Père et plusieurs sœurs bien portants. A toujours joui d'une bonne santé ; ni syphilis, ni rhumatisme ; a fait des excès alcooliques depuis un an environ.

Fièvre typhoïde l'année dernière, alors qu'il était militaire, et depuis troubles digestifs.

Début de l'affection actuelle il y a cinq jours ; à la suite d'une indigestion, apparition d'une douleur dans la région de l'hypocondre droit, s'exaspérant dans les grandes inspirations. Teinte ictérique des téguments.

Peau un peu chaude ; pouls précipité ; le malade tousse un peu depuis quelques jours ; râles muqueux disséminés dans les deux poumons. Rien au cœur.

Régime lacté ; lavement laxatif.

13 décembre. Diminution de l'ictère ; à la percussion, la matité hépatique commence à la cinquième côte sur la ligne mamelonnaire, et dépasse le rebord costal de 6 centimètres.

Les urines renferment des pigments biliaires, mais ne contiennent ni sucre, ni albumine.

Le 19. La pression n'est plus aussi douloureuse dans l'hypocondre droit, et le volume du foie tend à diminuer.

Pastilles de potasse sur le rebord des fausses côtes droites.

2 janvier. La matité hépatique diminue d'étendue ; l'ictère est presque complètement disparu ; les matières sont colorées normalement.

10 février. Le foie a considérablement diminué de volume. Il ne dépasse plus les fausses côtes sur la ligne mamelonnaire droite ; le lobe gauche ne s'avance que jusqu'à l'épigastre.

Le 14. Le malade sort en bon état, n'éprouvant plus aucun malaise dans la région du foie.

OBSERVATION IV

M. le professeur MAYET, in Th. de FRANÇON, p. 145. — *Hépatite alcoolique interstitielle. — Catarrhe des voies biliaires. — Amélioration.* (Communiquée par M. MAYET.)

D... (Ferdinand), 62 ans, employé, entré salle Saint-Jean, n° 15, service du Dr Mayet, le 6 juin 1882.

Pas d'antécédents héréditaires.

Fièvre typhoïde pendant son service militaire ; pas de syphilis. Excès alcooliques très prononcés.

Début de l'affection actuelle il y a six semaines, par une diarrhée très abondante ; puis perte de l'appétit ; affaiblissement progressif, et depuis huit jours teinte ictérique assez accusée.

Actuellement, ictère généralisé ; dilatation des vésicules du dos et des ailes du nez.

Langue rouge ; inappétence absolue.

Abdomen volumineux ; réseau veineux sous-cutané manifeste ; cependant, pas d'ascite ; la pression est douloureuse sur l'abdomen au niveau de l'hypocondre droit ; la matité hépatique est très étendue ; elle dépasse les fausses côtes de trois travers de doigt, occupe toute la région épigastrique, qui est tendue et douloureuse, et s'avance jusqu'au rebord costal gauche.

Un peu d'emphysème pulmonaire ; rien au cœur.

Huit ventouses scarifiées sur la région hépatique. Eau de Vals.

10 juin. Urines colorées en rouge foncé ; pigments biliaires abondants ; pas d'albumine.

Vésicatoire sur la région hépatique ; prises de calomel et jalap.

Le 13. La matité hépatique remonte jusqu'à la sixième côte, sur la ligne mamelonnaire ; la pression sur le foie est encore douloureuse ; l'ictère tend à disparaître ; nouveau vésicatoire.

Le 25. Le malade vient d'avoir la diarrhée ; le volume du foie diminue, surtout au niveau du lobe gauche, qui occupe moins d'étendue ; la palpation y éveille encore un peu de douleur.

2 juillet. La diminution du volume du foie s'accentue, il dépasse à peine de deux travers de doigt le rebord des fausses côtes ; le malade ne se plaint que d'une grande faiblesse et de sueurs profuses.

Le 25. Il part en convalescence, très amélioré.

Janvier 1884. Le malade a fait un séjour à l'hôpital au mois de juillet 1883, à la suite d'une contusion hépatique, mais il n'est resté que quelques jours ; il a repris ses habitudes alcooliques, et revient le 4 janvier, se plaignant d'une douleur au niveau du foie.

Le 9. La matité hépatique est très étendue, le foie dépasse les fausses côtes de trois travers de doigt ; l'organe est dur et douloureux à la pression, l'ictère très peu accusé ; pas de pigments biliaires, ni d'albumine dans les urines, qui présentent une teinte rouge très prononcée.

Du mois de janvier au mois de mars, le malade a toujours présenté de la sensibilité à la pression dans l'hypocondre droit, coïncidant avec une matité hépatique considérable. Des ventouses scarifiées, des vésicatoires répétés n'amenaient qu'une amélioration passagère.

26 mars. On lui prescrit l'iodure de potassium.

15 avril. Le foie a beaucoup diminué de volume et la douleur à la pression est beaucoup moins accusée.

Le 25. Le malade quitte l'hôpital, le foie présente ses dimensions normales, et la palpation à son niveau n'est nullement douloureuse.

OBSERVATION V

M. le Dr BUCQUOY (due à l'obligeance de M. RAOULT, interne du service).

Le nommé Lamarche (Michel), âgé de 48 ans, entre à l'Hôtel-Dieu le 31 mars 1890, salle Saint-Augustin, lit n° 28.

Antécédents héréditaires. — Nuls.

Antécédents personnels. — Manifestations scrofuleuses dans l'enfance. A 9 ans, il est atteint de fièvre typhoïde. De 15 à 18 ans il contracte des habitudes d'alcoolisme qui cessent à cette époque pour reprendre à l'âge de 25 ans. Le malade buvait surtout du vin, de l'eau-de-vie et de l'absinthe. A 32 ans, il cesse de boire pendant très peu de temps, puis se remet à absorber deux litres de vin par jour, mais en abandonnant toutefois l'usage de l'alcool. A 38 ans, il aurait contracté la syphilis ; mais il s'est à peine soigné et n'a ressenti aucun accident secondaire ou tertiaire. •

En 1887, le malade éprouve des douleurs assez violentes dans la tête, la poitrine, le dos, les épaules et surtout dans le côté gauche. Ses digestions étaient difficiles, accompagnées d'une sensation de pesanteur, de malaise et d'assoupissement ; il avait des vomissements pituiteux, mais non sanguinolents ; les selles, régulières, étaient très noires au dire du malade ; épistaxis abondantes ; peau un peu jaunâtre occasionnant des démangeaisons.

En même temps, il était sujet aux vertiges, aux éblouissements, aux bourdonnements d'oreille ; de temps en temps, à l'occasion d'une contrariété, il avait quelques attaques épileptiques, pendant lesquelles il se mordait la langue. Il était tourmenté par des insomnies et des cauchemars.

En cette même année 1887, il entre à l'Hôtel-Dieu, salle St-Augustin, où l'on diagnostique une cirrhose. Il n'y avait pas d'ascite ; pas d'œdème des membres inférieurs. Circulation collatérale supplémentaire très apparente sur l'abdomen, surtout à droite. Plexus veineux épigastrique très développé.

Le malade est mis au régime lacté et traité par l'iodure de potassium et le bicarbonate de soude. Au bout de quinze jours il peut reprendre son travail. Il continue à boire du vin en grande quantité et revient à l'Hôtel-Dieu en 1889. Admis de nouveau à la salle St-Augustin, le malade suit le même régime et en sort au bout de quinze jours.

Il est rentré cette année dans la même salle. Il se plaignait de douleurs dans le côté gauche, dans les reins et dans les jambes, accompagnées souvent de crampes dans les mollets. Il ressentait encore des douleurs vagues dans les épaules et les cous-de-pied. Les vomissements pituiteux persistaient.

A l'examen, on remarque un abdomen assez développé par adipose de la paroi, des varices épigastriques très nettes, mais pas d'ascite. La tête de méduse existe au-dessus de l'ombilic, et on voit aussi des varicosités très nettes jusqu'aux veines mammaires externes.

Le foie est petit à la percussion. C'est à peine s'il s'étend depuis la 6e côte en haut jusqu'à un travers de doigt au-dessus du rebord des fausses côtes.

Il n'y a pas de varices des membres inférieurs.

Le malade se plaint également d'affaiblissement de la vue ; il a de temps en temps des nuages devant les yeux, il éprouve des vertiges, des éblouissements, parfois aussi des bourdonnements d'oreille. Il a des cauchemars la nuit, du tremblement des mains, mais pas d'anesthésie. Il a eu encore une attaque d'épilepsie il y a un mois.

Le malade est en somme bien portant, à part les douleurs de névrite périphérique des membres inférieurs et des bras. Légère augmentation des réflexes patellaires. Il est mis au régime lacté partiel et traité par l'iodure de potassium.

Le malade sort de l'hôpital le 14 avril.

W.

II. — Cas de disparition des accidents hépatiques chez des malades qui ont été perdus de vue.

OBSERVATION VI

GASPARD GRISWOLD. *New-York medical Journal*, 1880, p. 47. — *Cirrhose du foie ; ascite ; urine peu abondante. Traitée avec succès par le lait après l'insuccès des diurétiques.*

Veuve F. B..., 23 ans, domestique, est admise le 1er novembre 1879. Excès de spiritueux depuis 3 ou 4 ans. Il y a quelques mois, elle présenta des troubles digestifs variés, nausées, vomissements, diarrhée. Pas d'hématémèses, ni d'hémorrhagies rectales. Apparition d'un léger ictère ; développement de l'abdomen dû à une ascite, bientôt accompagnée de l'œdème des membres inférieurs.

Au moment de son admission, la malade était très faible, n'avait pas d'appétit, et était essoufflée au moindre mouvement ; ascite et œdème très marqués. A la percussion, la rate était augmentée et le foie diminué de volume ; léger ictère ; les selles étaient encore colorées par la bile ; pas de constipation ; urines foncées, alcalines, densité 1030, ni albumine, ni cylindres. Infusion de digitale.

En présence de l'accroissement de l'ascite, ponction le 20 novembre ; à cause de la faiblesse de la malade on dut suspendre l'opération après l'issue de six pintes de liquide, et le ventre resta distendu. Mais l'ascite se reproduisit très rapidement, malgré l'emploi de la digitale et de l'acétate de potasse. Comme l'épanchement était plus abondant qu'à la première ponction, et que les diurétiques ne produisaient aucun résultat, on institua la diète lactée exclusive.

9 décembre. Augmentation de la quantité des urines.

Le 10. Diminution rapide de l'ascite et de l'anasarque ; disparition de l'ictère ; retour de l'appétit. Amélioration très marquée.

OBSERVATION VII

PEL. *Nederl., Tydschr, v. Geneesh*, 1882. — *Remarques sur le diagnostic et l'évolution de la cirrhose.*

Pel cite le fait d'un matelot de 49 ans, adonné depuis plusieurs années aux excès alcooliques, chez lequel survinrent des troubles digestifs, de l'ascite et de l'œdème des extrémités. Le malade, cachectique, avait une ascite considérable ; de la circulation supplémentaire à l'épigastre ; de l'œdème des pieds ; aucun ictère. La diurèse était diminuée (250 à 500 c.c.) ; plus tard selles hémorrha-

— 83 —

giques. Tout à coup, la diurèse augmenta, et au bout de 14 jours les phénomènes
d'engorgement avaient disparu, ainsi que la circulation complémentaire. Le
malade eut encore une pleurésie du côté droit, puis il se rétablit assez complètement pour pouvoir se rembarquer.

OBSERVATION VIII

M. FERNAND GIRAUD. *Marseille médical,* 1883, p. 106. — *Ascite à frigore chez un cirrhotique. — Guérison par le régime lacté au bout
de 3 mois.*

X..., 51 ans, a été contremaître dans une brasserie, actuellement contrôleur
à l'Alcazar ; entre le 22 septembre à l'hôpital de la Conception. Il y a deux ans,
pleurésie ; la maladie actuelle débuta il y a 15 jours, à la suite de fatigues et
d'ennuis. A son entrée, état fébrile léger, langue saburrale, pas d'appétit, soif
vive ; abdomen volumineux, ascite considérable ; léger œdème des membres
inférieurs, qui aurait débuté en même temps que la tuméfaction de l'abdomen.
Cœur dévié à droite, sans altération organique. Légère congestion aux bases des
poumons ; l'abondance de l'épanchement empêche de délimiter le foie. Urines
rouges, sédimenteuses, sans albumine. Malgré les purgatifs drastiques et les
diurétiques le ventre augmente, le malade s'amaigrit. Le 4 octobre une ponction devenue nécessaire, donne issue à 10 litres de liquide. Pas d'amélioration,
l'ascite se reforme, inappétence, amaigrissement. Le 20 octobre, diète lactée ;
le malade reprend des forces et de l'embonpoint ; le 26 novembre l'essai d'un
autre régime fait reparaitre les accidents ; le malade reprend la diète lactée, et en
janvier 1883 il sort en bonne santé, capable de reprendre ses occupations.

OBSERVATION IX

BARD, in Mémoire de BLANC. *Province médicale,* 19 février 1887.

Femme de 39 ans, alcoolique, depuis une année surtout ; ascite très prononcée ; matité hépatique diminuée. Rien aux poumons, rien au cœur ; 23 ponctions.

La dernière ponction a eu lieu le 3 juillet 1886. Le 26 décembre, la malade
quittait l'hôpital parfaitement bien portante, sauf qu'elle avait une hernie ombilicale, qui s'est produite pendant son ascite et qui a présenté à plusieurs reprises
des accidents d'étranglement.

OBSERVATION X

GOODING. *British med. Journal,* 9 octobre 1886, p. 676. — *Notes sur
deux cas de cirrhose du foie.*

X..., 55 ans, blanchisseuse. Amaigrissement considérable ; ictère ; troubles
digestifs ; épanchement ascitique très développé, gênant la respiration.

Il se charge de la soigner, à condition qu'elle lui obéira ponctuellement ; son premier ordre fut l'abstention complète d'alcool.

Au bout d'une semaine, la respiration devint si difficile qu'il fait une première ponction, qui donna issue à un plein seau de liquide. Nouvelle ponction au bout de six semaines. Dans l'intervalle, la malade prenait des petites doses de calomel, ce qui détermina une salivation qu'on respecta.

Après la seconde ponction, le liquide ne se reproduisit plus. On cessa l'usage du mercure, et, au bout de peu de jours, lorsque toute salivation eut disparu, on prescrivit l'acide chlorhydrique et les amers.

Retour de l'appétit, disparition de l'ictère, les forces reviennent et la malade prend de l'embonpoint.

OBSERVATION XI

M. Thoisier. Communication à la *Société médicale des hôpitaux de Paris*, *9 juillet 1886.* — *Disparition de l'ascite, à la suite d'une diurèse abondante, dans un cas de cirrhose probable du foie.*

Le malade est un homme de 56 ans, qui entra dans mon service à l'hôpital Saint-Antoine, le 27 mai dernier. Depuis quelques jours il s'était aperçu que son ventre augmentait de volume et que ses pieds s'œdématiaient. L'ascite était évidente, on obtenait la sensation de flot d'une façon très nette. Les veines superficielles des parois latérales de l'abdomen étaient appréciables à la vue et manifestement dilatées. Il n'y avait pas de troubles des fonctions digestives, l'appétit était conservé. Cependant, il y avait de l'amaigrissement et le faciès rappelait assez bien celui que l'on observe dans la cirrhose du foie. L'urine était rare, foncée et sédimenteuse ; elle ne contenait ni albumine, ni sucre, ni pigments biliaires. Pas de lésion cardiaque.

Dans les jours qui suivirent, l'ascite augmenta d'une façon assez rapide, le ventre se tuméfia de plus en plus ; la masse intestinale était refoulée vers la région sus-ombilicale, il existait de la gène respiratoire ; on pouvait évaluer à sept ou huit litres la quantité de liquide épanché dans l'abdomen.

Le 1er juin, on constata que l'œdème des membres inférieurs était un peu moins prononcé. C'était un œdème mou qui n'avait jamais dépassé les genoux.

Jusqu'alors le malade avait été purgé deux fois avec de l'eau-de-vie allemande, et on lui avait administré le calomel à doses fractionnées ; son alimentation se composait de quatre degrés.

Le 3 juin, je prescrivis le régime lacté exclusif (2 litres de lait) ; à partir de ce moment, l'urine, qui la veille encore était rare (demi-litre), devint très abondante.

Le 4, la quantité émise s'éleva à 3 litres ; le 5 et le 6, elle fut de 5 litres 1/2 ; le 8, de 2 litres ; le 9, de 3 litres 1/4 ; le 10, de 2 litres 1/2. En même temps, l'ascite diminuait d'une façon surprenante. A la date du 10 mai, on ne pouvait la constater que dans les parties déclives, en examinant le malade dans le décubitus latéral ; le 25, elle avait complètement disparu, ainsi que l'œdème des membres inférieurs.

La diurèse cessa vers le 20 ; du reste à ce moment on supprima le régime lacté.

L'ascite ne s'est pas reproduite, et aujourd'hui, le malade sent que les forces reviennent ; il prétend qu'il augmente de poids (il pèse 60 kilogrammes), son appétit reste excellent et ses digestions sont parfaites.

Le foie paraît augmenté de volume. Il ne déborde pas les fausses côtes et la matité hépatique ne dépasse pas sensiblement les limites normales (elle est de 9 centimètres au niveau de la ligne mamelonnaire) ; mais la région hypocondriaque est élargie dans son ensemble, et la mensuration faite à la base du thorax donne une différence de 4 centimètres en faveur du côté droit.

La rate est certainement hypertrophiée ; il est facile de la délimiter, la matité splénique mesure 6 à 7 centimètres dans le sens vertical.

La dilatation des veines sous-cutanées abdominales a disparu.

OBSERVATION XII

M. BUCQUOY. Communication à la *Société médicale des hôpitaux de Paris.*
Séance du 10 décembre 1886.

1° Il s'agit d'un marchand de vin du voisinage de l'hôpital Cochin, alcoolique invétéré, près duquel je fus appelé pour juger si la ponction abdominale pouvait être pratiquée sans danger, malgré l'état général alarmant et la cachexie avancée. Jugeant que cet homme n'avait plus que quelques jours à vivre, je dissuadai de recourir à la ponction. Or, six semaines après, il venait à ma consultation à l'hôpital, complètement vidé, à tel point que je ne le reconnus point au premier abord.

Pendant deux ans, je l'ai aperçu, de temps en temps, sur le pas de sa porte, paraissant jouir d'une parfaite santé. Qu'est-il devenu par la suite ? je l'ignore ; mais j'ai pu suivre la guérison apparente de sa cirrhose pendant plus de deux années.

2° Un autre malade de la ville, qui eut recours à l'homœopathie parce qu'il était découragé de n'obtenir aucune amélioration de sa maladie consistant en une cirrhose alcoolique des plus nettes, avec ascite considérable, vit également les accidents disparaître et son épanchement abdominal se résorber rapidement.

3° Chez un malade de ma clientèle, commerçant en vins, alcoolique renforcé, arrivé à la période ultime d'une cirrhose atrophique, l'ascite qui avait un volume énorme disparut également, et j'assistai à la guérison complète. Je dis guérison, mais il est bien entendu que, dans les faits de ce genre, je formule de prudentes réserves. Ces malades paraissent guéris puisque les accidents dont ils souffraient cessent entièrement, que l'épanchement péritonéal disparaît, qu'ils peuvent reprendre leur vie habituelle, et cela pendant un temps parfois fort long ; mais que deviennent-ils plus tard ? Les mêmes accidents ne se reproduisent-ils pas ? Il faudrait pouvoir les suivre pendant très longtemps pour être fixé à cet égard.

OBSERVATION XIII

M. JOFFROY communique à la *Société médicale des hôpitaux, quatre cas d'individus alcooliques atteints d'ascite au cours d'une affec-du foie.*

1. — Lorsque j'étais médecin de l'infirmerie centrale à la prison de la Santé, j'ai vu un ivrogne qui présentait une ascite notable et qui sous l'influence du régime lacté et de la suppression forcée des liquides alcooliques ne tarda pas à guérir.

2. — Lorsque je remplaçais le professeur Germain Sée à l'Hôtel-Dieu, je me crus autorisé dans une clinique à annoncer que nous verrions guérir, sous l'influence du régime lacté, un malade du service atteint d'hépatite alcoolique avec ascite ; l'événement justifia mes prévisions, et 15 jours plus tard l'ascite avait disparu.

3. — Je connais un malade qui présenta une ascite assez considérable pour faire songer à la ponction ; le régime lacté fut institué et suivi régulièrement. Depuis, j'ai souvent revu le malade qui est complètement guéri.

4. — J'ai examiné cette année à la consultation de la Salpêtrière un marchand de vin ; il avouait prendre chaque jour une trentaine de petits verres, et du vin sans compter. Il était atteint d'une hypertrophie considérable du foie. Je lui dis que s'il ne renonçait pas à ses habitudes alcooliques, il mourrait en peu de temps. Six semaines plus tard il revint à la consultation, très amélioré ; le foie avait manifestement diminué de volume. Il m'avoua qu'effrayé par mes menaces, et sachant qu'il ne pouvait cesser de boire qu'en renonçant à sa profession, il avait vendu son fonds de commerce, et depuis lors n'avait bu que de l'eau. Je le revis un mois plus tard, sa santé était très satisfaisante ; je constatai que le foie dans l'espace de 2 ou 3 mois avait diminué environ de 12 à 15 centimètres de volume.

OBSERVATION XIV

Due à l'obligeance de M. LANCEREAUX, résumée dans sa communication à l'*Acad. de médecine*, 30 août 1887. — *Cirrhose alcoolique. — Ascite. — Augmentation de volume du foie sans ictère. — Purpura symétrique des deux jambes. — Œdème des jambes. — Acné symétrique du front, des joues et du nez. — Alcoolisme par le vin.*

Corcoyn, Charles, âgé de 41 ans, typographe, entre à l'hôpital de la Pitié le 16 janvier, dans le service de M. Lancereaux, salle Piorry, lit n° 30. Depuis 1870, il est soigné comme dyspeptique.

Ce malade, alcoolique avéré, a depuis deux ans des pituites vertes, des crampes dans les jambes, des insomnies, des réveils en sursaut, et des rêves professionnels. Il a aussi des sueurs nocturnes, surtout au niveau des jambes. Il prenait du vin dès son premier déjeuner du matin ; à 20 ans, il buvait jusqu'à cinq ou six litres de vin par jour, mais dans ces dernières années il n'en prenait plus que deux litres et demi à trois litres.

On constate l'existence d'une hyperesthésie plantaire marquée concomitante à une diminution symétrique de la sensibilité aux jambes, avec zone hyperesthésique à la limite. Le mêmes modifications se reproduisent dans les membres supérieurs. Les deux jambes sont piquetées d'un purpura manifeste, et les membres inférieurs sont dans leur ensemble œdématiés et variqueux. Le malade est tourmenté par un ardent prurit des jambes ; il n'a point de hernie, ni d'hémorrhoïdes.

L'abdomen volumineux est considérablement météorisé, surtout dans sa moitié supérieure, et présente à sa suface de légers filets veineux à droite et à gauche, au niveau des hypocondres. La percussion pratiquée méthodiquement donne un son tympanique dans toute l'étendue du ventre. Néanmoins, si l'on incline le malade d'un côté, on perçoit à la partie déclive un bruit hydroaérique qui révèle la présence de liquide dans la cavité péritonéale.

Le foie est considérablement augmenté de volume ; il mesure 21 centimètres au niveau de la ligne mammaire. Par le palper, il est possible en déprimant la paroi abdominale de sentir le parenchyme du foie dur, inégal, et libre d'adhérences. Son bord inférieur dépasse de quatre travers de doigt les fausses côtes.

La percussion permet de conclure que la rate est aussi augmentée de volume.

Le cœur et les poumons ne présentent aucun trouble fonctionnel.

La coloration de la peau de la face est normale. On note seulement l'existence d'acné symétrique du nez, des joues et du front, laquelle date, au dire du malade, d'une dizaine d'années. Il est en outre atteint de calvitie. Son poids est de 85 kilogrammes ; ses urines présentent une coloration normale, une réaction neutre, leur densité est de 1010. elles ne contiennent ni sucre ni albumine.

On prescrit comme traitement le lait, les douches et l'iodure de potassium.

Le 25 janvier, le malade se plaint de douleurs violentes dans le ventre et les reins.

La circulation collatérale ne paraît pas s'accentuer.

L'ascite reste stationnaire, sans augmentation ni diminution du liquide. Il en est de même pour l'œdème, qui n'a pas de tendance à augmenter.

10 février. Il continue à se plaindre de vives douleurs dans le ventre.

Les urines sont abondantes, 3.500 gr. en une journée, leur réaction est toujours neutre, leur densité 1010. Mais la quantité d'urée est sensiblement abaissée, 6 gr. 30, par litre, au lieu de 15 gr. Elles ne contiennent ni albumine ni sucre.

Le 15. Les douleurs rénales ont cessé, et les douleurs abdominales persistent seules. L'abdomen est toujours météorisé, et on est obligé de déprimer très fortement sa paroi, pour arriver sur le foie que l'on sent toujours dur et qui dépasse de quatre travers de doigt les fausses côtes.

Il existe toujours un peu d'ascite et le ventre mesure, au niveau de l'ombilic, 1 mètre de circonférence.

Le malade ne pèse plus que 83 kilogr. 500, il a donc perdu 1 kilogr. 500, dont il faut peut-être attribuer la disparition à l'absence à peu près complète d'ascite. L'œdème des jambes et des malléoles n'existe plus, ou est peu marqué.

5 mars. Le malade se plaint d'avoir souffert de coliques tellement intenses qu'il dit n'avoir pas encore autant souffert depuis le début de sa maladie.

Le 15. Le malade ne pèse plus que 82 kilogr. Mais, d'un autre côté, les douleurs abdominales ont disparu, le liquide ascitique s'est résorbé ou tout au moins n'existe plus qu'en très petite quantité. Le ventre est toujours météorisé. La composition des urines est la même qu'au début.

3 mai. Le malade n'éprouve plus de douleurs, mais il se plaint de n'avoir pas de force dans les membres, et d'être fatigué par le moindre effort. A cette date son poids est de 86 kilogr., c'est-à-dire qu'il a augmenté de 4 kilogr. en un mois et demi.

15 juin. Il continue à bien aller, et n'éprouve plus qu'à de rares intervalles, quelques douleurs dans le ventre ; le liquide est tout à fait disparu, mais le météorisme persiste.

Le poids du malade continue à augmenter, et on constate que le 6 juillet, six mois environ après son entrée dans le service de M. Lancereaux, il a augmenté de 6 kilogr.

L'œdème des pieds s'est aussi effacé ; il persiste seulement au niveau de la crête du tibia un très léger œdeme nerveux. Toutefois le météorisme reste toujours le même.

Le foie a diminué de volume : il ne dépasse plus que de deux forts travers de doigt les fausses côtes. Il mesure encore 19 centimètres au niveau de la ligne mammaire. Au niveau de la ligne axillaire, il déborde à peine les fausses côtes.

La rate est redevenue normale.

Le purpura des jambes s'est effacé, mais l'acné des joues, du front et du nez persiste.

OBSERVATION XV

M. LANCEREAUX. Communication à l'*Académie de médecine*, 30 août 1887.
Obs. VII. — *Cirrhose alcoolique. — Ascite et œdème des membres inférieurs. — Hernie épiploïque enflammée. — Guérison.*

Aub.., André, forgeron, 61 ans, a passé comme soldat cinq ans en Afrique, où il a commencé à s'adonner à la boisson. Depuis, il boit du vin et souvent du vin blanc à jeun. Il avait un embonpoint énorme, au point qu'il pesait 206 livres.

Depuis trois mois amaigrissement, tuméfaction du ventre, œdème des jambes. Il entre à la Pitié, le 16 février 1887. Abdomen météorisé, réseau veineux manifeste, ascite, tuméfaction de la rate. Le foie dépasse le rebord costal de un à deux travers de doigt. Urines acides, sans sucre ni albumine. Cœur, poumons et cerveau sains.

Régime lacté, diurétiques, puis iodure de potassium.

Plusieurs épistaxis. Le 2 mai, diminution de l'ascite et disparition de l'œdème des jambes.

Inflammation d'une hernie ombilicale irréductible, qui cède bientôt à l'application de cataplasmes.

1er juin. Plus d'ascite, ni d'œdème; urines sans sucre ni albumine.

8 juillet. Le malade, se trouvant très bien, demande sa sortie.

Il n'existe plus d'ascite ni d'œdème des jambes. Le foie dépasse à peine le rebord costal, et la rate a notablement diminué de volume.

OBSERVATION XVI

Due à l'obligeance de M. LANCEREAUX; résumée dans sa communication à *l'Académie de médecine*, 30 août 1887.

Le nommé D..., François, champignonniste, âgé de 51 ans, est entré le 30 novembre 1869, à la salle Saint-Michel, lit n° 25.

Ce malade nous avoue avoir commencé à boire dès l'âge de 14 à 15 ans. Huit ans plus tard, étant domestique à Paris, il boit de l'eau-de-vie le matin à 5 heures, et une quantité notable de vin dans la journée. Il resta dans cette place pendant 14 ans. Depuis 5 ans, il s'occupe de la culture des champignons, ce qui l'oblige à rester de 5 heures du matin à 7 heures du soir dans des carrières. Pendant 6 semaines, il travailla dans une carrière où il y avait de l'eau, et c'est à cette circonstance qu'il attribue sa maladie. Depuis 14 ou 15 mois, il prétend avoir eu presque constamment de la diarrhée.

Depuis deux ans, le malade a des insomnies, et souffre la nuit de crampes ; il a des soubresauts et des rêves. Depuis qu'il s'occupe de la culture des champignons, il avoue avoir employé à boire les nombreuses gratifications qu'il reçoit des fermiers pour lesquels il travaille.

Six semaines avant son entrée à l'hôpital, le malade s'est aperçu du gonflement de son ventre et de ses bourses ; puis, plus tard, de ses jambes. Depuis son entrée, il constate aussi qu'il a maigri.

État actuel. — Les veines sous-cutanées abdominales sont très dilatées, surtout dans la région sous-ombilicale; à la percussion la matité commence à deux travers de doigt au-dessous de l'ombilic, et occupe les flancs dans toute leur étendue; on perçoit de la fluctuation, ce qui indique l'existence d'une ascite.

Il y a de l'œdème des jambes, et un léger œdème des poignets.

Le foie est remonté, et paraît diminué de volume ; il ne dépasse pas le rebord des fausses côtes.

Traitement. — Douches froides sur la région hépatique.

2 janvier. Sous l'influence du traitement, et peut-être aussi par suite de la diarrhée, l'ascite a diminué. Il paraît aujourd'hui douteux qu'il reste encore du liquide dans l'abdomen.

La diarrhée elle-même a disparu ; l'appétit est bon ; mais cependant la peau reste sèche et rugueuse, la teinte subictérique de la face subsiste, les yeux sont encore légèrement excavés. Le malade a perdu son embonpoint ancien : cependant l'amaigrissement semble avoir diminué un peu depuis le 25 décembre.

Les urines sont claires maintenant, et ont perdu la teinte rougeâtre qu'elles présentaient lors de l'entrée. On n'y constate pas d'albumine.

La guérison semble pouvoir être attribuée à l'action des douches froides.

OBSERVATION XVII

Due à l'obligeance de M. LANCEREAUX, résumée dans sa communication à *l'Académie de médecine*, 30 août 1887.

Louis, âgé de 35 ans, entre le 8 mai 1866, dans le service de clinique de l'Hôtel-Dieu, salle Sainte-Agnès, n° 24. A l'âge de 22 ans il eut la rougeole, et cinq ans après un ictère, mais dès l'âge de 18 ans il commença chaque matin à boire de l'eau-de-vie, et dans la journée, du vin, de l'absinthe et d'autres liqueurs. Il y a 3 ans le malade qui était jusqu'alors gros et fort, commença à maigrir, et à être atteint d'un tremblement considérable des mains, ce qui le détermina à diminuer ses excès alcooliques ; bientôt cependant il ressentit des crampes dans les jambes et des picotements dans les doigts des mains et des pieds avec un certain degré d'anesthésie des extrémités ; à la même époque il perdit l'appétit et le sommeil, fut troublé par des hallucinations et des cauchemars ; jamais cependant il n'eut de pituites. Il y a un an l'œdème des jambes apparut, suivi bientôt de l'ascite ; pendant six mois le malade se soigna chez lui par des frictions de teinture de digitale, et par l'usage d'eaux minérales ; entré alors à l'hôpital Beaujon il y est soigné pendant deux mois, et en sort souffrant toujours de douleurs dans l'abdomen, de diarrhée, et d'ascite. A son entrée dans la salle Sainte-Agnès on porte le diagnostic de cirrhose alcoolique ; Piorry constate la petitesse du foie ; il y a de l'ascite, le malade est très amaigri, sa peau est sèche. Il est traité par le lait, l'opium et l'hydrothérapie ; grâce à ce traitement l'ascite et l'œdème disparurent assez rapidement, l'appétit revint permettant au malade de reprendre ses forces, l'embonpoint reparut. Au bout de deux mois, le 20 juillet, il quitta l'hôpital en bonne santé.

OBSERVATION XVIII

Due à l'obligeance de M. LANCEREAUX ; résumée dans sa communication à *l'Académie de médecine*, 30 août 1887.

François, charbonnier, âgé de 38 ans, est admis le 20 mai 1884, salle Piorry, lit n° 50, à l'hôpital de la Pitié.

Son père est mort à l'âge de 51 ans, des suites d'un traumatisme, et sa mère à l'âge de 64 ans, a succombé à une paralysie ; il lui reste encore un frère dont la santé est bonne.

Cet homme, célibataire, demeurant à Paris depuis quelques années, n'a jamais eu dans sa jeunesse aucune maladie. Toutefois, il raconte qu'il y a quatre mois et demi, le bras droit et les jambes enflèrent. Il est alors entré dans le service de M. Brouardel, salle Boyer, pour en sortir trois mois après, le ventre ayant repris son volume normal. Mais au bout d'un mois, son ventre ayant de nouveau beaucoup augmenté de volume, il rentre une seconde fois à l'hôpital.

On ne remarque rien du côté des membres inférieurs.

L'examen des organes génitaux révèle une tumeur, grosse comme un œuf de poule, constituée par un amas de liquide contenu dans la tunique vaginale droite, et par le testicule. Cet organe induré, pyriforme, présente une frappante analogie avec le testicule syphilitique. On ne trouve d'ailleurs pas de traces de syphilides, et le malade déclare n'avoir jamais eu de chancre.

Le testicule gauche est ferme, plus petit qu'à l'état normal, et la tunique vaginale ne renferme pas de liquide.

On constate que l'abdomen est météorisé, distendu par des gaz ; et le ballonnement porte surtout sur la partie supérieure de l'abdomen, qui ne contient pas de liquide. La percussion révèle l'existence d'un foie volumineux, il remonte jusqu'à deux travers de doigt au-dessous de la ligne bimamelonnaire, et déborde de quatre travers de doigt les fausses côtes. Il s'étend à gauche à un travers de doigt au delà de la ligne médiane, et dépasse de cinq centimètres la ligne axillaire. Le palper ne provoque pas de douleur, mais on sent que la surface de ce foie est lisse et régulière.

La rate est volumineuse et mesure dix centimètres dans le sens de la longueur et dix-huit dans le sens de la largeur.

L'inspection de la paroi abdominale fait constater la dilatation des veines sous-cutanées.

L'auscultation et la percussion ne montrent l'existence d'aucun phénomène morbide soit au cœur, soit au poumon. Ces deux viscères fonctionnent d'une façon normale.

Le faciès est un peu rouge, et la moindre fatigue provoque la sécrétion sudorale. Un léger tremblement des lèvres rend la parole un peu embarrassée. Il existe une hyperesthésie plantaire très accentuée, lorsqu'on excite la sensibilité de la région par le chatouillement ; il y a également un peu d'hyperesthesie aux quatre membres, phénomène appréciable jusqu'au delà des genoux et des coudes. La pression de la région abdominale n'est pas douloureuse, non plus que celle de la colonne vertébrale.

Le malade avoue que depuis son séjour à Paris, il prend deux litres de vin par jour, ce qui vient confirmer le diagnostic de cirrhose alcoolique. Il n'a d'ailleurs pas de cauchemars, ni de pituites, ni aucun phénomène subjectif.

Le régime lacté exclusif et le traitement par les douches est appliqué à ce malade, qui prend en outre deux grammes d'iodure de potassium chaque jour.

28 avril. Cinq semaines environ après le début de ce traitement, on observe déjà une diminution considérable du ballonnement du ventre.

Le malade a un peu de bronchite et de congestion des deux bases, qui se manifestent par la présence des râles sibilants assez nombreux et une toux sèche. On applique un vésicatoire entre les deux épaules.

Le 29. Le foie ne déborde plus que de deux travers de doigt les fausses côtes. La dose d'iodure de potassium est portée à trois grammes par jour.

12 mai. On constate que le foie a beaucoup diminué ; l'appétit est bien conservé, et il n'y a pas de diarrhée. Le malade quitte l'hôpital le 13, fort amélioré.

OBSERVATION XIX

Due à l'obligeance de M. LANCEREAUX ; résumée dans sa communication à l'Académie de médecine, 30 août 1887. — *Cirrhose alcoolique atrophique ; iodure de potassium, lait, douches.*

Gr..., Jean, âgé de 52 ans, maçon, né dans la Creuse, entre le 12 avril 1882 à la Pitié, dans le service de M. Lancereaux, pour de la diarrhée et des coliques.

Son père, mort d'une fluxion de poitrine à l'âge de 45 ans, buvait du vin.

Sa mère serait morte à 42 ans de suites de couches.

Deux sœurs sont mortes de la fièvre typhoïde.

Il est à Paris depuis 1850 et a toujours été maçon. Il s'est marié et a eu des enfants morts du croup à l'âge de 3 ans.

Il couche dans une chambre très petite, au deuxième étage, mal aérée, avec sa femme et une nièce qui a 13 ans.

Il n'a jamais eu ni migraines, ni épistaxis, ni pituites. Cauchemars la nuit. Il rêve qu'il tombe du haut d'un échafaudage. Crampes dans les doigts, fourmillements dans les jambes. Pas de réflexe plantaire. Varicosités de la face, léger tremblement des lèvres et des mains.

Il a été soldat en 1870, puis il est entré dans un débit de vins. Il buvait alors six litres de vin par jour et un peu d'alcool. Depuis dix ans, il boit trois à quatre litres de vin par jour. L'appétit est excellent, le malade mange beaucoup de viande. Il a toujours été très gros.

Il y a huit mois, il a eu des coliques assez fortes, accompagnées de diarrhée ; elles duraient de quatre à huit jours, puis le malade était une dizaine de jours sans en avoir. La diarrhée était très abondante, huit à dix selles par jour ; ces coliques ont continué depuis lors : le malade a eu des selles sanglantes, le sang était rendu presque pur.

État actuel. — Le malade est fortement constitué. La face est rouge, sillonnée de varicosités. Le ventre est gros. Les veines sous-cutanées abdominales commencent à être dilatées. Pas d'hémorrhoïdes. Il ne semble pas y avoir d'ascite. On remarque à la partie inférieure de l'abdomen et à la partie supérieure et interne des cuisses une éruption miliaire, saillante, rappelant celle de la rougeole boutonneuse. Cette éruption est survenue après l'application de cataplasmes et d'eau sédative.

Le foie ne déborde pas les fausses côtes. Il n'est pas douloureux à la pression ; poids du malade, 149 livres.

Traitement. — Iodure de potassium, douches, trois litres de lait par jour

21 avril. Le malade rend un peu de sang avec ses matières. Quelques coliques; ventre très ballonné.

Urines acides, de densité 1020, ne contenant ni albumine, ni sucre, ni bile.

Le 29. Poids 152 livres. Le malade prend cinq litres de lait par jour et aucune autre nourriture.

1er mai. Saignement de nez et mal de tête. Poids 152 livres. La dilatation des veines abdominales diminue petit à petit.

17 juin. Poids 153 livres.

6 juillet. Poids 156 livres. Le malade reprend le régime ordinaire.

Il sort de l'hôpital le 11 juillet dans un état satisfaisant.

OBSERVATION XX

N. H. MOLLIÈRE, in Th. de FRANÇON, p. 157. — *Alcoolisme; ascite; cirrhose; disparition de l'ascite spontanément. — Traitement par l'iodure de potassium et le régime lacté.*

B..., Jean-Baptiste, 51 ans, cordonnier, entre le 8 janvier 1888, salle St-Jean, n° 18, dans le service du Dr Mollière.

Pas d'antécédents héréditaires. Son père est mort à 73 ans d'une fluxion de poitrine; sa mère a succombé encore jeune à une maladie indéterminée. Il a une sœur mariée, mère de famille, bien portante.

Pas d'antécédent personnel. Sa santé a toujours été excellente ; cependant, il y a dix ans, il eut brusquement de l'œdème occupant les deux membres inférieurs et les organes génitaux, et qui dura quinze jours. Il ne se rappelle pas avoir eu à ce moment-là ni diminution dans la quantité des urines, ni douleurs lombaires.

C'est un alcoolique avéré ; des renseignements indirects nous ont édifié à ce sujet. Pas de syphilis, ni de rhumatisme, ni d'impaludisme. Il n'a jamais eu de bronchites prolongées, ni d'hémoptysies, ni d'hématémèses, ni d'entérorrhagies. Jamais d'ictère.

Au mois de décembre dernier, époque à laquelle le malade fait remonter sa maladie, il a bu pendant plusieurs jours un vin blanc de mauvaise qualité. Depuis, il a été pris de diarrhée, qui dure encore actuellement, de perte d'appétit, et son état général est devenu mauvais. Il y a un mois environ qu'il a commencé à maigrir et il y a trois semaines que l'ascite a pris d'énormes proportions. Il n'a jamais eu de douleurs au creux épigastrique; pas de vomissements.

Actuellement, cachexie, amaigrissement très prononcé, athérome généralisé. Perte complète des forces depuis quinze jours surtout.

L'abdomen est tendu, ballonné, et renferme un épanchement abondant. Réseau veineux supplémentaire très développé sur la paroi antérieure du thorax. Sensation de flot, mais qui se déplace, etc. Impossible de sentir le bord du foie; par la percussion on constate que la matité hépatique atteint le cinquième espace intercostal droit, et s'étend à deux travers de doigt au-dessous du rebord des fausses côtes.

La matité splénique est plus étendue qu'à l'état normal ; elle est perçue sur une hauteur de 15 centimètres, à partir du sixième espace intercostal.

Troubles digestifs assez accusés, anorexie, rarement des vomissements ; diarrhée assez abondante ; matières à la fois séreuses et noirâtres.

Rien du côté du cœur, sauf un peu de tachycardie. Pouls : 120.

Aux poumons, signes d'emphysème, surtout du côté gauche, dans les deux tiers supérieurs ; partout ailleurs respiration normale.

Aucune trace d'œdème sur tout le corps.

Les urines renferment un très petit disque d'albumine.

Traitement. — Lait, 5 gr. d'iodure de potassium.

2 février. Diminution notable de la diarrhée, l'appétit est revenu, pas de vomissements.

Le 17. L'ascite a rétrocédé d'une façon sensible ; on peut déprimer aisément la paroi abdominale, mais il est impossible, même pendant de fortes inspirations d'arriver à sentir le rebord du foie.

Les selles sont devenues presque régulières ; de temps à autre encore un peu de diarrhée. Les urines renferment encore de l'albumine.

20 avril. Amélioration persistante du côté des fonctions gastro-intestinales. La diarrhée a complétement disparu, l'ascite diminue toujours, le réseau veineux sous-cutané est peu développé, l'appétit est rétabli, aucune hémorrhagie, pas d'ictère, pas d'œdème.

Le 24. Le malade sort dans un état relativement satisfaisant, quoique l'amaigrissement ait persisté. Toutefois, il se sent bien, prétend que ses forces sont revenues, et se dit guéri.

OBSERVATION XXI

M. Dupuis (de Cuisery, Saône-et-Loire). In Th. de Françon, p. 159. — *Augmentation du volume du foie et de la rate, suite d'excès de boisson. — Ascite. — Diète lactée. Purgatifs répétés. — Guérison.*

X..., 21 ans, jeune homme très robuste, sans aucun antécédent héréditaire, n'a jamais fait de maladie antérieure ayant eu quelque gravité.

Rien d'intéressant à noter jusqu'à la fin de l'année 1887. J'ai l'occasion de le voir pendant les vacances, en août et septembre ; il n'appelle mon attention que sur des granulations pharyngées qui le font tousser et qui sont rapidement améliorées par le sulfureux Pouillet.

Au mois d'octobre, M. X... retourne à Lille, et là, sans faire d'excès véritables, il avoue avoir bu beaucoup de bière, boisson à laquelle il était peu habitué ; puis beaucoup de café et pas mal de thé ; de temps en temps un petit verre de cognac ; il fait peu d'exercice ; bientôt il a des accès de fièvre ; son foie devient volumineux ; le ventre augmente ; œdème des parois ; le médecin constate un peu d'ascite.

C'est alors que le malade se décide à venir dans sa famille. Le diagnostic des médecins qui l'ont vu à Lille est celui-ci : pour l'un, cirrhose hypertrophique, probablement de cause paludéenne, mais pouvant être causée par le régime plus excitant auquel le malade est soumis depuis quelques mois ; pour l'autre, cirrhose hypertrophique alcoolique.

Traitement. — Diète lactée, quelques diurétiques, révulsifs (vésicatoires) sur la région du foie, et, si cela ne suffit pas, iodure de potassium.

A son arrivée ici (3 janvier 1888), X..., présente les symptômes suivants : ventre énorme, œdème considérable des parois, épanchement assez abondant ; le foie, très gros, difficile à délimiter, dépasse certainement les fausses côtes de la largeur de la main et remonte jusqu'à la troisième côte ; le poumon est fortement refoulé ; le champ respiratoire est notablement diminué ; la pointe du cœur est au niveau du sein gauche.

La température rectale est normale ; on note une différence d'un 1/2 degré entre la température prise au niveau du foie et celle prise du côté opposé. Sécheresse de la peau, état général excellent, appétit conservé, quelques douleurs au niveau du foie.

Examen des urines : pas de sucre ni d'albumine, phosphate en grande quantité ; urée, 16 grammes pour environ 3/4 de litre ; elles sont épaisses et très colorées.

Diète lactée ; vésicatoire au niveau du foie.

Le lait est mal supporté ; le malade a faim et réclame instamment un autre régime ; l'épanchement augmente ; le malade peut à peine marcher ; il dort bien, il ressent une vive douleur au niveau de la région inguinale gauche et de la région lombaire.

M. le professeur Bondet, appelé sur ma demande, constate l'abondance de l'épanchement. La mensuration donne au niveau du mamelon = 100, de l'ombilic = 104, des dernières fausses côtes = 102. Le cœur est un peu déplacé ; les poumons sont comprimés ; le foie n'est plus perçu en bas, mais en haut il remonte jusqu'à la troisième côte.

La ponction paraît indiquée, mais le malade respire assez bien ; le cœur bat convenablement, et M. Bondet, après avoir porté le diagnostic de cirrhose alcoolique, conseille le traitement suivant : pointes de feu sur la région du foie, iodure de potassium, rhubarbe et calomel, petit vin blanc diurétique, eau de Vals, vin phosphaté ; suppression du régime lacté qui est mal supporté ; viandes grillées et œufs.

Pendant deux semaines environ, l'état du malade reste stationnaire ; un jour même je fus sur le point de faire la ponction, le malade se plaignant d'être oppressé et d'avoir une toux sèche, continuelle, qui le fatiguait et l'empêchait de dormir (12 et 13 janvier).

Ces symptômes ne durèrent pas ; au contraire, ils marquèrent le début de l'amélioration ; le ventre se mit à diminuer, et en quelques jours, nous avions 90 centimètres au lieu de 100 comme tour de taille. Bientôt l'on put sentir nettement le bord inférieur du foie à trois travers de doigt au-dessous des fausses côtes ; et enfin, au mois de mars, le foie avait à peu de choses près ses dimensions normales, le cœur reprenait sa place et, sauf quelques douleurs dans la région hépatique, le malade ne nous signalait aucun malaise.

Jamais, même pendant cette période de diminution de l'ascite, l'urine ne fût abondante ; mesurée chaque jour, elle n'a jamais dépassé 1,400 centimètres cubes ; mais les purgatifs réitérés ont amené des selles abondantes ; l'iodure continué pendant quatre mois, à la dose de 1 à 2 grammes, n'a provoqué une légère éruption que ces derniers jours.

M. le professeur Boudet a vu le malade, il y a quelques semaines (1888) ; il a trouvé le foie normal, et n'a constaté qu'une légère dilatation de l'estomac.

OBSERVATION XXII

M. HUTINEL. In thèse de COUTRAY DE PRADEL. — *Cirrhose atrophique du foie, ou péritonite chronique alcoolique. — Guérison.*

B..., Auguste, âgé de 62 ans, frotteur, entre le 28 décembre 1881 à l'Hôtel-Dieu annexe, salle Saint-Antoine, lit n° 27, service de M. le Dr Hutinel.

Bonne santé habituelle, jamais de troubles digestifs. La seule chose dont il se souvienne est, il y a six mois, une éruption cutanée sur la nature de laquelle il est difficile d'être fixé. Pas de syphilis.

Alcoolisme peu net : pas de rêves pendant la nuit, ni de tremblement des mains.

Le métier de B... est assez pénible et il raconte que, assez souvent le soir, il lui arrivait, après une journée de travail, de ressentir dans l'hypocondre droit une douleur qu'il compare à un point de côté. Cette douleur, plutôt gênante que douloureuse, avait d'ailleurs disparu le lendemain matin.

Six semaines avant son entrée à l'hôpital, un œdème passager des jambes se montra chaque soir.

Puis il devint persistant. En même temps, de l'ascite apparut. Les conjonctives devinrent jaunes et l'ictère s'étendit au reste de la surface du corps.

État actuel. — Ascite considérable. Œdème des jambes et du scrotum, mais non moins considérable que les jours précédents au dire du malade. Veines de l'abdomen dilatées.

Rate un peu grosse. Pas d'antécédents paludéens.

Bien que l'examen du foie soit rendu difficile par la présence de l'épanchement ascitique, on le trouve remarquablement petit.

Poumons. Rien d'anormal.

Cœur. Léger dédoublement du premier bruit.

Urines très colorées, sédimenteuses. Pas d'albumine.

État général assez bon. Conservation de l'appétit, pas d'amaigrissement.

5 février. L'œdème des jambes et des bourses a disparu.

8 janvier. Paracentèse de l'abdomen. On retire un litre de liquide. Pendant les jours qui suivent, l'écoulement persiste, et le liquide suinte par la piqûre, malgré une épaisse couche de collodion.

Douleur assez vive autour de la piqûre pendant quelque temps.

Le 12. Plus d'ictère.

Le 13. Dans la nuit point de côté et frissons. A l'auscultation, on entend des frottements à la base droite. Vésicatoire.

Le 15. Épanchement peu abondant dans la plèvre droite. Souffle doux.

Le 25. L'épanchement est résorbé. Il ne reste que quelques râles de bronchite.

Le 26. Balano-posthite sans cause avouée ou appréciable, disparue au bout de huit jours, après un traitement par le sulfate de zinc.

Mars. Continuation du même état ; bon appétit ; le liquide ascitique ne s'est pas reproduit. Bronchite chronique.

Avril. Même état.

Mai. Le malade va très bien. L'abdomen est souple, sans trace de liquide. La digestion se fait bien. Le foie est manifestement plus petit que normalement. Il reste un peu de teinte subictérique des conjonctives.

Le malade se lève et marche toute la journée. La seule chose dont il se plaigne est la toux qui est due à sa bronchite chronique.

OBSERVATION XXIII

FRERICHS. — *Cirrhose atrophique du foie.* — *Ascite.* — *Guérison.*

Dans l'été de 1850, j'ai été à même d'observer un malade qui, au retour de Carlsbad, vint me consulter. Il présentait tous les symptômes de la cirrhose, tels que : ascite, ictère léger, troubles de la digestion stomacale et intestinale, diminution de volume du foie, hypertrophie de la rate, anémie.

Sous l'influence de la rhubarbe, du choléate de soude et de l'eau de Pyrmont, pris à petites doses, la digestion devint meilleure et l'anémie diminua.

Au bout de huit semaines, l'ascite disparut, et en même temps on vit se développer de gros cordons veineux, qui rayonnaient de haut en bas à partir de l'ombilic.

OBSERVATION XXIV

LEUDET. — *Cirrhose alcoolique atrophique du foie.* — *Crise urinaire spontanée.* — *Une ponction.* — *Amélioration.*

J'ai vu un homme qui, après avoir présenté un épanchement dans le péritoine, graduellement croissant, était arrivé à éprouver une telle dyspnée que la ponction de l'abdomen paraissait urgente, quand tout à coup les urines, jusqu'alors rares et colorées par du sang, furent sécrétées en abondance. L'ascite diminua pendant quelques mois pour augmenter de nouveau et nécessiter une ponction. Chez ce malade, viveur et buveur habituel, comme le plus grand nombre de ses confrères les marchands de liqueurs, l'affection du péritoine s'accompagnait d'une gastrite chronique et d'un dépôt athéromateux abondant dans les deux artères radiales.

J'ai constaté enfin, après la ponction, que le foie était beaucoup plus petit que dans l'état normal, et dur, inégal, au niveau du bord tranchant du lobe gauche.

OBSERVATION XXV

HANDFIELD JONES. — *Un cas de cirrhose du foie avec hémorrhagie et ascite ; deux paracentèses.— Amélioration temporaire par la digitale.*

H. C..., âgé de 24 ans, était admis à l'hôpital le 11 juillet 1870. Cet homme, au teint pâle et très maigre, se plaignit d'une ascite abondante qui, disait-il, n'avait été précédée par aucune douleur appréciable dans la région du foie. Les huit dernières années, il n'avait fait aucun excès de boisson, mais auparavant il s'était adonné aux liqueurs alcooliques.

Peu après son admission, ce malade fut pris d'hématémèse et d'hémorrhagie par le rectum. Ces accidents cessèrent sous l'influence d'une médication appropriée.

16 juillet. Il était dans un grand état de faiblesse ; 105 pulsations ; temp. 101°,8 Fahrenh.

Le 29. On fit une ponction, et l'on retira 14 litres de liquide.

30 gouttes de teinture d'opium furent données pendant la nuit qui suivit la ponction, et le jour suivant le malade se trouvait dans un état satisfaisant et prit bien sa nourriture ; 100 pulsations assez fortes.

On prescrivit une drachme de muriate de fer avec addition d'acétate d'ammoniaque, quatre fois par jour.

Une partie du liquide évacué, qui avait été reçue dans un verre, laissait déposer une couche de fibrine. Cette couche était composée presque entièrement de corpuscules réunis en masse, dont le volume présentait de grandes variations. Quelques-uns étaient plus grands que les globules rouges ; la plupart étaient extrêmement petits et ressemblaient à ceux du pus ; par l'addition d'acide acétique, on faisait apparaitre des noyaux. Quelques-uns encore étaient plus larges que les globules de pus, et tous avaient un aspect granuleux.

6 août. Le malade rendit pendant deux jours du sang comme précédemment. Il y eut des vomissements. On prescrivit le repos et 15 gouttes de teinture d'opium, trois fois par jour.

Le 27. La circonférence de l'abdomen était de 42 pouces. Une deuxième paracentèse fut pratiquée et on retira 14 litres de liquide.

La circonférence du ventre n'était plus maintenant que de 39 pouces 1/2. Il y avait aussi de l'œdème des membres inférieurs. Les veines superficielles de l'abdomen étaient encore très larges. Le foie pouvait être senti à travers la paroi, manifestement induré. L'opium fut suspendu et remplacé par une once d'infusion de digitale et une drachme d'éther nitreux, trois fois par jour. Tous les trois jours on suspendait le médicament.

3 septembre. La circonférence abdominale était de 37 pouces 1/2. Pouls régulier, fort. Urine très pâle et abondante; œdème des membres inférieurs moins marqué.

Le 7. Le pouls marquait 88, très faible. On suspendit le traitement.

Le 10. Pouls 110, plus plein. La circonférence abdominale est de 35 pouces 1/2. Le traitement est repris.

Le 14. L'abdomen mesurait 35 pouces. Le pouls était très faible et intermittent. On prescrivit seulement une demi-once de la mixture, une fois par jour.

Le 17. Le malade avait le délire; la nuit fut agitée, probablement par l'effet du chloral qui avait été administré. Le camphre et la jusquiame lui furent substitués, et l'on reprit la première médication. A partir de ce moment, il survint une grande amélioration.

12 octobre. L'abdomen ne mesurait plus que 33 pouces, et la matité, qui indiquait la hauteur du liquide, remontait moins haut. Le bord inférieur du foie était situé à deux travers de doigt de l'ombilic et son extrémité gauche s'avançait jusque vers la ligne du mamelon. La rate était notablement augmentée de volume et formait une tumeur dans l'hypocondre gauche. Pouls régulier et calme; le malade put manger.

Le 29. L'état du ventre était le même. La quantité d'urine rendue en vingt-quatre heures fut estimée à 3 litres environ. Prescription : 15 gouttes de belladone et de copahu, et 20 gouttes de teinture de lavande, mélangée dans une once d'infusion de quassia, trois fois par jour. L'urine rendue fut considérable, mais l'état de l'abdomen resta le même.

5 novembre. Le malade quitte l'hôpital dans un état assez satisfaisant, mais il conserva une certaine faiblesse. Peu après, il alla se reposer à la campagne et en revint plus fortifié; mais le ventre avait un peu augmenté.

OBSERVATION XXVI

Due à l'obligeance de M. LANCEREAUX. — *Cirrhose alcoolique.*

Le nommé Mario, Eugène, âgé de 39 ans, garçon de magasin, entré le 9 juillet 1885, à la Pitié, salle Piorry, lit n° 33, dans le service de M. le docteur Lancereaux, a joui habituellement d'une bonne santé.

Comme antécédents héréditaires, son père est mort à 60 ans, d'une maladie inconnue, et sa mère âgée de 72 ans est très bien portante ; il a également deux sœurs jouissant d'une excellente santé.

Lui-même n'avait jamais été malade, si ce n'est depuis trois ans. Il travaille à Paris depuis 17 ans, et n'a jamais eu de fièvres intermittentes. Pendant trois ans, il a bu de 4 à 5 litres de vin par jour, et depuis cette époque il avoue n'en avoir bu que 3 litres ; il buvait aussi souvent de l'eau-de-vie de marc, et il déclare avoir contracté ses habitudes alcooliques vers l'âge de 18 ans.

Cinq mois après il s'aperçut que le blanc de ses yeux devenait jaune : Interrogé pour savoir s'il n'avait pas été atteint de coliques hépatiques, le malade répond négativement.

En même temps que la teinte jaunâtre des conjonctives, se produisait l'œdème des jambes et de la partie inférieure de l'abdomen. Le malade éprouve à cette époque de fréquentes épistaxis, à la suite desquelles il entre à l'Hôtel-Dieu, où il demeure 7 semaines (août-septembre 1881). Soumis au régime lacté, le malade voit au bout de quelques jours disparaître l'œdème des jambes ; l'œdème de la paroi abdominale ne disparut qu'à sa sortie de l'hôpital. Les yeux avaient repris leur couleur normale, les épistaxis n'ont pas reparu.

Depuis cette époque, il a eu une bonne santé ; son appétit est toujours resté bon, mais il dort mal la nuit, rêve d'animaux, a des cauchemars, et la pituite le matin.

A la Mi-Carême 1885, il a remarqué dans l'aine gauche une grosseur du volume d'un œuf de pigeon, qui a beaucoup grossi depuis, et surtout depuis six semaines.

Au milieu du mois de mai, il s'aperçut que ses yeux redevenaient jaunes, que l'œdème des jambes et de l'abdomen réapparaissaient, ainsi que de fréquentes épistaxis, se répétant presque chaque nuit. Depuis ce moment, son état s'est aggravé, l'appétit a diminué notablement ; le malade éprouve surtout du dégoût pour la viande ; il maigrit et perd ses forces.

Lundi dernier, le malade remarqué une tuméfaction indolente, commençant à l'angle de la mâchoire, du côté droit, gagnant la région sus-hyoïdienne, jusqu'au delà de la ligne médiane, et s'étendant jusqu'à la branche gauche du maxillaire inférieur. Impossibilité d'ouvrir la bouche, et, les deux jours suivants, légère céphalalgie.

État actuel. — Le malade est dans le décubitus dorsal; il a l'air triste, sombre, et répond de mauvaise grâce et par monosyllabes aux questions qu'on lui pose.

Conjonctives légèrement jaunes, pas de troubles de la vision ; langue rose et humide. La peau de la face, des membres supérieurs, du thorax et de l'abdomen présente une légère teinte subictérique.

Dans la région sus-hyoïdienne, principalement à droite, tuméfaction à droite, œdémateuse, dure, peu douloureuse, formant un véritable collier à la base de la mâchoire.

Foie. — A la percussion, la matité commence à deux travers de doigt au-dessous du mamelon, mais ne parait pas dépasser le rebord costal.

Sur l'abdomen, on remarque un réseau veineux sus-ombilical assez développé; on voit surtout trois ou quatre veines dilatées, se dirigeant verticalement depuis l'ombilic jusqu'au niveau de l'appendice xiphoïde. Météorisme abdominal. Ascite paraissant assez considérable, la ligne de matité remontant à trois centimètres au-dessus de l'ombilic.

Œdème mou des membres inférieurs, paraissant surtout développé à la jambe droite.

Hydrocèle. — Le liquide de l'ascite peut passer dans la tunique vaginale du testicule gauche et former une tumeur de la grosseur d'une tête d'enfant. Lorsqu'on fait refluer le liquide, on constate un frémissement appréciable.

Rate. — La rate forme un énorme gâteau, offrant 20 centimètres dans sa plus grande largeur et 15 cent. dans sa hauteur.

Poumons. — Sonorité exagérée dans la fosse sus-épineuse droite ; quelques râles sibilants aux deux bases. Matité dans le tiers inférieur de la cage thoracique du côté gauche, due au gâteau splénique qui y proémine.

Cœur. — Souffle doux systolique à la pointe.

Les *fonctions digestives* sont languissantes, l'appétit nul : dégoût pour les aliments solides, et surtout pour la viande. Le malade éprouve des pesanteurs épigastriques après le repas ; éructations. Constipation habituelle.

Les *urines*, examinées à l'entrée, donnent les résultats suivants :

       Quantité : 2 litres.
       Densité : 1016,
       Couleur : rouge clair, mousseuses ; mousse colorée en jaune.
       Réaction : acide.
       Albumine : 0.
       Sucre   : 0.

On y trouve les matières colorantes de la bile.

Traitement. — Régime lacté absolu. Iodure de potassium, 2 grammes ; 4 pilules de quinquina ; 1 pilule d'opium.

13 juillet. L'abcès s'est ouvert dans la bouche, à la suite d'un effort fait par le malade pour écarter les mâchoires. Lavement des pointes.

Le 17. État général peu modifié ; l'ascite persiste avec ses caractères.

Le 20.

Urines : Quantité : 3 litres.
       Coloration: jaune clair, mousseuses.
       Réaction : acide.
       Albumine : 0.
       Sucre   : 0.

Le malade est dans un état somnolent et apathique ; il demeure dans le décubitus dorsal, et paraît indifférent aux choses extérieures.

Le 23. Le teint est plus frais, la physionomie plus animée ; sur les joues, principalement au niveau des pommettes, varicosités bleuâtres, formant une sorte de lacis, qui se détache sur le fond uniformément rouge de la peau.

Les conjonctives présentent encore une légère teinte subictérique ; l'œdème a disparu ; les jambes et l'abdomen ont repris leur volume à peu près normal.

Le malade éprouve de la diarrhée ; il a 5 à 6 garde-robes.

Urines : Quantité : 1 litre.
       Coloration: jaune rougeâtre.
       Réaction : acide.
       Albumine : 0.
       Sucre   : 0.

Le 29.

Urines : Quantité : 1 litre 1/2.
        Coloration : jaune rouge.
        Réaction : acide.
        Albumine : 0.
        Sucre : 0.

Le malade pèse 110 livres.

Le météorisme a disparu ; la dilatation veineuse de l'abdomen s'est effacée.

Le 4 août.

Urines : Quantité : 1,400 grammes.
        Coloration : jaune acajou.
        Réaction : acide.
        Albumine : 0.
        Sucre : 0.

Le 8. Plus d'œdème. L'ascite a disparu complètement : il reste encore un peu de liquide dans la vaginale, mais les bourses ont repris leurs dimensions normales. Le réseau veineux qui sillonnait l'abdomen n'existe plus.

La cicatrice ombilicale ne fait pas saillie.

Le foie est toujours petit.

La langue est rose et humide, l'appétit bon. Le malade a pris hier pour la première fois un potage et a eu la permission de tremper un peu de pain dans son lait.

Les conjonctives gardent une légère teinte subictérique.

Mois de septembre et d'octobre. L'amélioration persiste. Les urines sont claires, abondantes, leur quantité varie entre 2 et 3 litres. L'appétit est de nouveau excellent ; le malade n'est plus soumis qu'au régime lacté partiel.

27 octobre. Le malade sort de l'hôpital. Son faciès est celui d'un hépatique : coloration rougeâtre des pommettes, avec dilatations veineuses capillaires très nombreuses.

Le foie ne déborde pas le rebord des fausses côtes.

Le malade pèse 119 livres; il n'en pesait que 110 à son entrée.

Cependant après un certain temps passé hors de l'hôpital, le malade y rentre, pour se soumettre de nouveau au régime lacté ; il en sort le 15 avril 1886, considérablement amélioré, comme le prouve son poids de 134 livres ; le foie cependant est un peu volumineux, et déborde de 2 doigts les fausses côtes.

OBSERVATION XXVII

Due à l'obligeance de M. LANCEREAUX ; résumée dans une leçon à l'hôpital de la Pitié ; voir *Bulletin médical*, 23 mars 1890.

Louvrier (Léon), âgé de 39 ans, garçon d'hôtel, entre le 7 mai 1889, salle Piorry, n° 8.

Ce malade est un alcoolique avéré. Il boit, depuis une vingtaine d'années environ, deux litres et demi de vin par jour et souvent un verre d'absinthe avant le repas, parfois même de l'eau-de-vie. Il prétend n'avoir ni rêves, ni cauchemars ; mais il a du tremblement des lèvres et des mains, une diminution du réflexe plantaire et de l'hyperesthésie des membres inférieurs. Sa santé, néanmoins, s'était maintenue assez bonne, lorsqu'à la suite d'excès de table il tomba malade brusquement. L'appétit diminua, le ventre enfla, devint dur et douloureux au niveau de l'hypocondre droit et la diarrhée alterna avec la constipation.

A son entrée à l'hôpital, on constate le ballonnement du ventre, la présence d'une faible quantité de liquide ascitique, l'augmentation de volume du foie devenu douloureux à la pression, l'hypertrophie de la rate, enfin un contraste frappant entre le volume de l'abdomen et la maigreur de la face et des membres inférieurs. Circulation veineuse superficielle très développée. Ni hémorrhagie, ni ictère. Troubles digestifs signalés plus haut. Pas d'albumine dans l'urine. Poids du malade, 63 kilogr.

Traitement. — Régime lacté. Iodure de potassium,

Quinze jours après l'entrée du malade, un épanchement apparaît dans la plèvre gauche. Les autres phénomènes restent stationnaires. Le malade continue à maigrir : poids, 54 kilogr. La pleurésie disparaît au bout de trois semaines,

Jusqu'à la fin de l'année, le malade reste dans le service, soumis au régime lacté plus ou moins complet et à l'iodure de potassium. Il subit des alternatives répétées d'aggravation et d'amélioration. Vers la fin de juillet, des signes indubitables d'une lésion tuberculeuse des sommets apparaissent. Néanmoins, l'état général finit par se relever ; l'ascite disparaît progressivement en même temps que l'urination s'accuse davantage et s'élève à 2 litres, 2 litres 500 et 3 litres par jour. L'embonpoint qui, peu de temps après l'entrée du malade dans le service, avait diminué, était revenu au mois de janvier tel qu'il était au début. Aussi, se trouvant mieux, n'ayant plus d'ascite, mangeant avec un appétit satisfaisant, ne souffrant plus au niveau de l'hypocondre droit, le malade demanda sa sortie le 2 janvier : il était incontestablement amélioré.

A bout d'un mois cependant il rentra à l'hôpital où il continua à se bien porter et à s'améliorer sous l'influence du traitement initial.

Au commencement d'avril il quitta la Pitié en très bon état de santé.

OBSERVATION XXVIII

M. Bucquoy. In th. de MARINI, p. 57. — *Cirrhose.* — *Régime lacté et iodure, une ponction.* — *Amélioration considérable après la ponction.* — *Pas de reproduction de l'ascite.*

La nommée H... (Julie), âgée de 45 ans, passementière, entre le 6 janvier 1888, à l'Hôtel-Dieu, salle Sainte-Monique, n° 24, dans le service de M. le Dr Bucquoy.

Antécédents héréditaires. — Père mort à 68 ans, mère actuellement bien portante, trois frères et quatre sœurs en bonne santé.

Antécédents personnels. — Attaque de rhumatisme articulaire dans sa jeunesse : le rhumatisme ne s'est jamais montré de nouveau et n'a laissé aucune trace du côté du cœur. La malade a eu un enfant qui est mort de convulsions, elle est restée bien portante jusqu'au mois d'avril 1886 : à cette époque, elle s'est aperçue que son ventre grossissait et en même temps elle souffrait de douleurs dans les lombes.

Elle entre pour la première fois à l'Hôtel-Dieu, le 14 août de l'année dernière, en chirurgie, dans le service de M. le Dʳ Tillaux ; on croyait à une tumeur abdominale. Elle fut ponctionnée et on retira 10 litres d'un liquide citrin. La malade sortit et l'épanchement intra-abdominal ne tarda pas à se reproduire. Elle rentre le 6 janvier courant, en médecine, dans le service de M. Bucquoy, se plaignant surtout de faiblesse, d'essoufflements, de manque d'appétit et d'une tension douloureuse dans l'hypocondre droit.

État actuel. — Amaigrissement des membres ; ventre très gros, uniformément développé : l'abdomen est le siège d'un épanchement mobile qui se déplace suivant la position que prend la malade dans son lit. La peau est distendue, la circulation veineuse collatérale très marquée. A la percussion, zone de tympanisme sus-ombilical, matité des parties déclives et ligne supérieure courbe à fluctuation très nette.

Langue un peu sale ; anorexie presque absolue ; constipation.

Le foie semble petit : légère coloration subictérique de la peau et des conjonctives. Cœur et poumon normaux.

Un peu d'agitation nocturne ; quelques rêves. Pas d'anesthésie ni d'hyperesthésie des extrémités. Réflexes rotuliens normaux. La malade nie énergiquement toute habitude de boisson.

Traitement. — Régime lacté ; iodure de potassium, 1 gramme.

7 février. Ponction donnant issue à **10** litres d'un liquide citrin, clair, transparent. Après la ponction, disparition de la circulation collatérale ; l'examen du foie fait reconnaître qu'il est manifestement diminué de volume ; la percussion de la rate montre une augmentation légère de la matité longitudinale. La malade supporte difficilement son régime lacté. On lui laisse manger un peu de pain : néanmoins, le taux de l'urine, qui jusqu'alors n'avait pas dépassé 500 grammes, s'élève à un litre le 11 février ; l'urine est plus claire, elle ne contient pas d'albumine.

Les jours suivants, la quantité d'urine, émise dans les 24 heures, reste au-dessus d'un litre. La malade reprend de l'appétit et réclame énergiquement des aliments. Comme on persiste à lui imposer le régime lacté, elle quitte le service le 27 février. L'ascite ne s'est pas reproduite ; les veines sous-cutanées abdominales sont encore très apparentes, mais beaucoup moins turgides. L'appétit et le sommeil sont satisfaisants ; les forces sont revenues.

OBSERVATION XXIX

E. PROUST. In th. de LE GALL.

La nommée D..., Jeanne, âgée de 51 ans, dévideuse, entre le **11 juin** à l'Hôtel-Dieu, salle Sainte-Anne, nº 3, dans le service de M. le professeur Proust.

Cette femme, qui s'était toujours bien portée, s'aperçut en octobre dernier (1886), que ses fonctions digestives s'altéraient, que son appétit se perdait. En même temps, elle se sentait lasse et sans courage, et elle commençait à maigrir.

Depuis longtemps déjà, ses nuits étaient mauvaises, troublées par des rêves désagréables, des cauchemars. Elle se réveillait en sursaut, en proie à des hallucinations, ou bien elle était agitée par des secousses involontaires dans les jambes, et des crampes dans les mollets. Régulièrement chaque matin, elle avait un vomissement aqueux en se levant. Elle buvait surtout du vin, sans avouer quelle quantité elle en prenait. Elle buvait aussi du vulnéraire. Elle restait assise la plus grande partie de la journée, et sortait peu de chez elle.

En février, son ventre commence à augmenter de volume. Elle ressent d'assez vives douleurs dans la région du foie, et un médecin y fait appliquer deux vésicatoires.

Au commencement de mai, apparition de l'ictère ; son état s'aggrave subitement. Elle est prise de fièvre : ses gencives se tuméfient et deviennent saignantes à la moindre pression.

A plusieurs reprises, épistaxis très abondantes et *selles sanguinolentes*.

A son entrée. — Nous trouvons une femme amaigrie, les conjonctives jaunes, avec une teinte subictérique du visage, et quelques varicosités des pommettes et du nez. Léger œdème des deux jambes, accentué surtout au pourtour des malléoles.

Ventre gros, ballonné. Cette ampliation de l'abdomen est surtout le fait du météorisme. Bruit hydroaérique à la percussion des parties déclives, mais pas de sensation de flot. Donc à peine d'ascite. Les veines superficielles de l'abdomen sont notablement dilatées et forment un réseau qui s'étend vers la partie inférieure du thorax. L'hypocondre droit est légèrement ampliffé. La pression à son niveau est un peu douloureuse.

Foie volumineux. Sa limite supérieure est au mamelon, sa limite inférieure à un centimètre au-dessus de l'ombilic.

A la palpation, on ne sent aucune irrégularité de sa surface.

Son bord libre paraît épaissi. On le déplace facilement par le choc de la main, et il ne paraît pas y avoir beaucoup d'adhérences.

La rate est augmentée de volume. La percussion donne les résultats suivants : Diamètre vertical 8 centimètres, diamètre transversal 10 centimètres. Rien au cœur.

Quelques frottements pleuraux à droite. La peau sèche est le siège de quelques démangeaisons.

Langue un peu rouge sur les bords. Appétit très diminué ; les selles sont rares et ont la coloration normale.

Urines. — Couleur acajou. Densité 1019 ; 1 litre 1/2 en moyenne par jour. Réaction très nette du pigment biliaire par l'acide nitrique.

Ni albumine, ni peptones.

Urée : 6 gr. 85.

Traitement. — Régime lacté absolu.

Iodure de potassium, 2 grammes.

Douches écossaises sur la région du foie.

Lotions froides.

Sous l'influence de ce traitement, la malade s'améliore légèrement et demande au bout de quelques jours à sortir de l'hôpital, pour continuer son traitement chez elle. Nous l'avons revue le 1er juillet. L'ictère avait diminué, l'œdème des jambes avait disparu. Il n'y avait pas là de fièvre, ni de nouvelles hémorrhagies.

La malade déclare suivre son traitement très exactement.

OBSERVATION XXX

Due à l'obligeance de M. LANCEREAUX ; publiée en partie avec sa leçon à l'hôpital de la Pitié, voir *Bulletin médical*, 23 mars 1890.

Le nommé Léonard Doreaux, âgé de 54 ans, zingueur, entre a l'hôpital de la Pitié, le 8 octobre 1889, salle Piorry, lit n° 1.

Rien du côté de ses antécédents héréditaires ; père mort à 32 ans accidentellement. Mère âgée de 72 ans, bien portante. Ni frère, ni sœur.

Comme antécédents personnels, il raconte avoir eu la rougeole à 11 ans, une pneumonie à 39 ans. Marié avec femme bien portante, il a eu 12 enfants dont cinq sont morts entre 3 et 5 ans.

Il boit environ 3 litres de vin par jour depuis 1859 (c'est pour M. Lancereaux la dose nécessaire pour produire une cirrhose) ; d'ailleurs il boit très peu d'alcool.

Depuis une trentaine d'années, pituites blanches le matin, surtout quand il a fait quelque excès de boisson la veille.

Pas de cauchemars, ni de crampes.

Le 30 septembre, le malade s'aperçoit que son ventre enfle. Quelques jours après il éprouve un violent frisson, avec point de côté à droite et en avant. L'abdomen est spontanément douloureux. Depuis une quinzaine de jours d'ailleurs le malade perd ses forces et s'essouffle facilement. Il n'a cependant pas maigri : il y a deux mois il pesait 52 kil., aujourd'hui 53.

État actuel. — Le malade paraît avoir une bonne constitution.

Ses jambes présentent des varices surtout à droite : il existe une légère hyperalgésie plantaire.

L'abdomen est météorisé, légère ascite et circulation collatérale visible, mais peu développée.

Le foie est lisse, douloureux à la pression et déborde le rebord des fausses côtes. Il mesure de 21 à 22 centimètres suivant un trajet vertical qui partirait du mamelon.

La rate volumineuse est un peu reportée en arrière. Elle mesure verticalement 17 centimètres sur la ligne axillaire, et 23 centimètres transversalement au niveau du rebord costal.

La langue est blanche, l'appétit est diminué ; pas de vomissements ni de diarrhée.

Il existe des râles de bronchite dans les deux poumons. Cependant ni toux, ni expectoration.

Les urines sont claires, alcalines. Leur densité est 1024. Pas de sucre ni d'albumine.

Traitement. — Régime lacté, et 2 grammes d'iodure de potassium.

10 octobre. Le météorisme abdominal paraît augmenter ; la circonférence de l'abdomen au niveau de l'ombilic mesure 82 centimètres.

Le 11. Le malade était constipé, on lui donne 30 gr. d'eau-de-vie allemande.

Le 13. Il rend un peu de sang dans ses selles.

Le 15. Il se plaint d'insomnie, de fatigue générale, de céphalée persistante, de névralgie du côté gauche de la face. Pendant toute la journée d'hier, il n'a rendu ni selle ni urine : le cathétérisme de la vessie donne issue à quelques grammes d'urine.

Régime lacté absolu. 6 pilules diurétiques.

Le 16. Les urines sont peu abondantes. Le malade a de la diarrhée ; la céphalée persiste, mais la névralgie a cessé. 8 pilules diurétiques.

Le 21. Le malade pèse 47 kil., en a perdu 6 depuis son entrée. La diarrhée a cessé. Suppression des pilules ; caféine, 1 gr. 50.

Le 22. La céphalée disparaît. Les urines augmentent d'abondance.

Le 25. Le malade se trouve relativement mieux qu'à son entrée. Il a perdu 6 kilog. de son poids, mais l'ascite a presque disparu et ses mouvements sont beaucoup plus libres, il peut se retourner sans douleur dans son lit. La rate a diminué de volume, elle ne mesure que 14 centimètres verticalement et 20 centimètres transversalement. Le foie atteint 20 centimètres sur la ligne mamelonnaire.

Le malade boit 3 litres de lait par jour.

Le 28. Diarrhée extrêmement abondante, il a été vingt fois à la selle la nuit dernière. Son poids a diminué de 1 kil.

2 novembre. La diarrhée cesse.

Le 4. L'ascite a complètement disparu. Mais il reste encore un certain degré de météorisme et la circulation veineuse collatérale est toujours assez développée.

Le poids du malade reste à 48 kil.

Le 11. Il pèse 47 kil., 5. Les urines augmentent : 1700 gr.

Le 21. Il pèse 49 kil., 5. La quantité des urines émises dans les 24 heures atteint 2 litres 750.

9 décembre. Il pèse 53 kil. 500 et le 16, 55 kil.

Le 23. 56 kil.

Le 26. L'abdomen est toujours météorisé, il y a de nouveau de l'ascite qui remonte à 3 travers de doigt de l'ombilic. La circonférence de l'abdomen au niveau de l'ombilic atteint 88 centim.

9 janvier. L'ascite remonte jusqu'à l'ombilic. Le foie ne déborde pas les fausses côtes ; la quantité des urines est tombée à 500 gr.

Caféine, 2 gr.

Le 15. Le malade pèse 55 kil.

Le 17. Suppression de la caféine ; 6 pilules diurétiques.

Le 23. Douleurs abdominales vives ; ascite remontant jusqu'à l'ombilic.

Le 27. L'ascite a diminué un peu. Diarrhée légère hier. Suppression des pilules. Caféine, 1 gr. 50.

Le 31. Le malade se plaint de sueurs nocturnes depuis 3 jours ; la caféine n'occasionne plus de douleurs précordiales ni de palpitations ; l'ascite est stationnaire. Pas de selles depuis deux jours. Le poids du malade est tombé à 51 kil.

3 février. Urines, 1,500 gr., claires, sans dépôt sédimenteux. Densité 1018 ; l'état général du malade s'améliore.

Le 11. On supprime la caféine que le malade a rendue deux jours de suite immédiatement après l'avoir bue.

Le 17. L'ascite a complètement disparu ; les urines atteignent 2 litres. La rate est toujours très grosse.

18 mars. L'amélioration persiste toujours. On met le malade au 1er degré.

Le 20. Le malade mange 4 degrés.

28 avril. L'amélioration persiste ; le malade est encore à l'hôpital, mais ne présente plus aucun accident.

OBSERVATION XXXI

M. LETULLE. Communication à la *Société médicale des hôpitaux de Paris*.
Séance du 23 juillet 1886.

La nommée H..., Louise, quarante-six ans, entrait le 16 juillet 1883, salle Sainte-Monique, pour une affection abdominale de date récente, si l'on s'en rapporte aux renseignements circonstanciés qu'elle fournit. Il paraîtrait en effet que toujours bien portante jusque-là, cette femme aurait commencé à se sentir souffrante trois semaines environ avant son entrée. Elle aurait constaté un notable œdème des membres inférieurs le soir en se couchant. Puis, brusquement en trois ou quatre jours au plus, l'abdomen devint volumineux et sensible.

La malade éprouva une grande difficulté à la marche, sa respiration devint gênée au point de contraindre la patiente à garder le lit.

Inquiète de cet état si rapidement grave, la malade, au bout d'une dizaine de jours, se décide à entrer à l'hôpital, où nous la trouvons dans l'état suivant :

L'abdomen est très ballonné, il existe une ascite considérable ; la peau du ventre est lisse et tendue ; les veines sous-cutanées du côté droit forment un lacis bleuâtre fort apparent. La palpation de l'abdomen éveille une douleur modérée. Les deux membres inférieurs sont très œdématiés. La percussion même légère, produit une douleur vive au niveau de l'hypocondre droit. On ne peut, vu l'ascite, déterminer le volume du foie.

Les poumons et le cœur sont sains. La conjonctive oculaire est un peu jaunâtre. Les urines, très rares, laissent un dépôt rougeâtre très épais ; elles ne contiennent ni sucre, ni albumine.

La malade nie tout antécédent alcoolique ; elle prétend ne faire usage exagéré d'aucune boisson. Il n'existe aucun trouble gastrique ; les selles sont bien colorées.

C'était, malgré les dénégations intéressées de la malade, à une hépatite chronique qu'il fallait néanmoins penser. Je passe sur les motifs qui me permirent d'éliminer les différents diagnostics d'abcès du foie, de kyste hydatique et de pyléphlébite auxquels on aurait pu songer ; je n'insiste pas davantage sur la difficulté réelle qu'offrait un tel diagnostic. Je me contenterai de noter les phénomènes les plus importants, qui indiquèrent les jours suivants, d'une façon bien nette, le développement d'un processus inflammatoire au niveau du foie.

C'est ainsi que le 19 juillet l'observation recueillie par mon élève et ami, le Dr Collet, signale des douleurs abdominales très vives surtout dans la région du foie. La malade qui, dès son entrée, avait été soumise au chiendent nitré et au régime lacté, ne rend que 400 grammes d'urine par jour, contenant 5 grammes d'urée environ.

Le 21. L'abdomen est tellement sensible qu'on applique un vésicatoire au niveau de l'hypocondre droit.

Dès le 25, les phénomènes aigus que nous n'avions pas craint de qualifier de péritonite périhépatique, s'atténuent et les urines sont un peu moins rares (600 grammes contenant 5 gr. 50 d'urée).

Le 27. Le ventre est moins tendu. L'œdème des membres inférieurs est considérable, il a gagné la paroi abdominale ; œdème pulmonaire. Nous prescrivons : teinture de digitale, 1 gr. 50.

Le 29. La diurèse s'établit, 1,100 grammes d'urine contenant 16 gr. 50 d'urée sont rendus ; le 30, 1 litre et 16 gr. 29.

Cependant le 3 août l'action diurétique de la digitale s'affaiblit : 900 grammes d'urine. Les contractions du cœur sont un peu précipitées, l'œdème pulmonaire augmente.

Bref, le 4 août, cédant aux sollicitations de la malade, qui réclame à grands cris un peu de soulagement, je pratique la paracentèse de l'abdomen à l'aide de l'appareil Potain, sans aspiration préalable, avec le trocart n° 2, afin d'évacuer lentement le liquide péritonéal. 10 litres de liquide citrin sont extraits, dont l'analyse chimique sera rapportée plus bas. Voulant rechercher l'effet produit par cette opération sur la température locale de l'abdomen et sur la température générale, je fais prendre la température avant et après la ponction ; nous obtenons :

T. locale (sous-ombilicale).
    Avant l'opération............ 36°,8
    Après l'opération............ 37°,6
T. axillaire.
    Avant l'opération............ 38°
    Après l'opération............ 38°,8

Aussitôt après l'opération, on constate sans peine que le foie est très petit, très dur, mais nullement bosselé.

Dans les vingt-quatre heures qui suivent la paracentèse, la malade ne rend

— 110 —

que 8 grammes d'urée. Le 5, 1,200 grammes d'urine contenant 6 grammes
d'urée. Le 6 et le 7, 1,400 grammes d'urine avec 12 grammes d'urée. Le 8, on
note la réapparition de l'ascite en très légère quantité ; le foie est encore très
sensible à la pression ; 900 grammes d'urine, contenant 16 grammes d'urée.

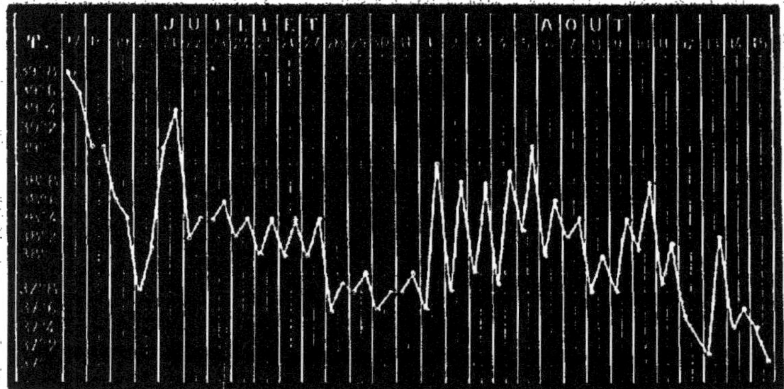

Enfin le 9, 1,200 grammes ; le 10, 1,800 grammes ; le 11, 2,000 grammes ;
le 12 et le 13, 1,500 grammes ; et le 14, 2,000 grammes d'urine sont recueillis ;
l'urée oscillant chaque jour entre 14 et 16 grammes. L'alimentation est toujours très modérée, la malade ne prenant, et cela sans grand appétit, que potage et lait.

Terminons cette observation en disant que le 26 août, trois semaines après
l'opération, l'appétit était revenu, les forces s'étaient relevées ; l'ascite est très
légère ; la diurèse persiste (3 litres 1/2 ce jour-là).

Pendant tout le mois de septembre, la malade demeure dans notre service,
très améliorée, au point que lorsqu'elle quitte l'hôpital, le 30 septembre, toute
trace d'ascite a disparu ; l'abdomen est souple et indolore ; le foie, qu'on peut
sentir par la palpation, n'a pas une matité exagérée, il reste dur cependant ; la
rate est grosse, et l'état général est excellent.

La malade revint souvent nous voir dans le courant de l'automne, et, quand
je quittai le service au mois de janvier 1884, je pus m'assurer par moi-même
de son bon état de santé. J'avais appris incidemment, de source certaine, que
la sobriété, dont elle se faisait gloire, était souvent mise en défaut aussi bien
avant sa maladie, qu'après sa guérison. J'ai su depuis, par le D'' Collet, qui l'a
revue à l'hôpital Beaujon en 1884, que de nouveaux accidents hépatiques
avaient reparu au printemps, et nécessité une nouvelle ponction. Depuis lors,
je n'eus plus de ses nouvelles. Il n'en reste pas moins acquis que pendant près
de huit mois, les divers phénomènes abdominaux inquiétants et dont l'allure
était si rapide s'étaient singulièrement amendés.

Si j'ai aussi longuement insisté sur ce fait clinique intéressant, c'est que
l'examen chimique du liquide extrait de l'abdomen au moment même de l'évo-

lution des accidents aigus rapidement esquissés plus haut, fut pratiqué avec le plus grand soin par mon ami le Dr W. Hogg et qu'il a fourni des résultats extrêmement importants, ce qui permet de distinguer cette ascite d'une hydropéritonite subaiguë, l'ascite cardiaque ou cirrhotique.

OBSERVATION XXXII

M. MILLARD. Communication à la *Société médicale des hôpitaux de Paris*, 23 novembre 1898, p. 480. — *Cirrhose alcoolique. — Ascite, pas d'albuminurie, flux hémorrhoïdaire. — Régime lacté prolongé, diurétiques et purgatifs, sans iodure de potassium, ni ponction. — Guérison depuis cinq mois.*

M. Ch..., 53 ans, épicier marchand de vins à X... (Seine), a depuis longtemps l'habitude de boire chaque jour beaucoup de vin, et surtout du vin blanc — deux litres au moins en mangeant, et dans l'intervalle des repas : il prend en outre plusieurs verres de vermouth, supporte bien ces excès quotidiens, n'a jamais été vu en état d'ivresse.

Il a eu la fièvre typhoïde à dix-sept ans, la variole en 1870, n'a jamais toussé, n'a jamais vomi d'aliments, mais est sujet à de la diarrhée et à un flux sanguin hémorrhoïdaire. Il est pâle, jaunâtre, émacié et anémié, et offre, au premier abord, l'aspect d'un phtisique, quand, le 25 mars (première consultation), il se présente dans mon cabinet. Il n'a jamais eu ni syphilis, ni fièvre intermittente. Il fait remonter au mois d'octobre 1887 le début des accidents abdominaux actuels. Il a été pris d'un point de côté à gauche (?) ; son ventre a commencé à enfler et a toujours grossi depuis ; en même temps, le visage et les membres supérieurs maigrissent et les forces se perdent de plus en plus.

Pas de bruit morbide au cœur. Rien du côté des organes respiratoires. Pas d'albuminurie. Anémie très prononcée. Ascite considérable (8 à 10 litres environ). Foie volumineux, induré, sans bosselures. Rate difficile à mesurer. Pas d'œdème des membres inférieurs. Le malade a été soigné par un confrère qui a prescrit le régime lacté, mais au début seulement.

Je porte le diagnostic : hépatite alcoolique avec ascite, et je fais la prescription suivante :

1° Se nourrir exclusivement de lait liquide (3 litres par jour). Plus tard, et graduellement, on ajoutera au lait des féculents (riz, tapioca, semoule, etc.) ;

2° Tous les huit jours, purgation avec scammonée, 1 gramme ;

3° Tous les jours, prendre en quatre ou cinq fois la potion diurétique suivante :

Baies de genièvre, 10 grammes, faites infuser dans eau bouillante, 200 grammes.

Ajoutez : nitrate et acétate de potasse, ââ 2 grammes; oxymel scillitique, 30 grammes ; sirop des cinq racines, 35 grammes ; F. S. A.

4° Si, dans dix jours, le ventre n'a pas désenflé, faire pratiquer la ponction, et après trois ou quatre jours de repos, recommencer le traitement.

S'abstenir de toute boisson fermentée, de cidre, de bière, de vin, de liqueurs.

27 mars (deuxième consultation). — Amélioration ; l'enflure a diminué, les urines sont abondantes, le malade se plaint d'insomnie la nuit. Je lui prescris du sirop de chloral, la continuation du traitement, et je permets d'ajouter au lait des féculents et même un peu de pain, et prochainement des huîtres et quelques asperges.

19 avril (troisième consultation). — L'amélioration a fait encore des progrès ; le foie est moins volumineux, mais l'ascite persiste. Le malade se plaignant du flux hémorrhoïdaire, je supprime la purgation hebdomadaire avec la scammonée et la remplace par une petite dose d'huile de ricin deux fois par semaine. La potion diurétique est continuée chaque jour. On ajoute au lait des tisanes de queues de cerises, de pariétaire ou de chiendent. Pastilles de chlorate de potasse pour combattre une gingivite chronique.

20 mai (quatrième consultation). — Nouveaux progrès, mais lents. Même traitement.

21 juin (cinquième consultation). — Amélioration plus marquée, beaucoup moins d'ascite, foie moins volumineux, mais flux hémorrhoïdal assez fréquent. Le malade mange avec appétit et digère bien son lait et quelques légumes. Je conseille : continuer tout le traitement jusqu'au 1er juillet, et, à partir de ce moment, ne plus prendre la potion diurétique que tous les deux jours ; cesser les purgations régulières bi-hebdomadaires, et se borner à surveiller la liberté du ventre. Dès que le temps le permettra, prendre des bains de Pennès (deux par semaine). En cas de flux hémorrhoïdal, lavements froids et lotions froides.

23 juillet (sixième consultation). — Je note un progrès considérable. Foie revenu presque à l'état normal. Disparition totale de l'ascite et des flux hémorrhoïdaux. Pas de tuméfaction de la rate. Persistance de l'anémie, mais augmentation des forces et de l'appétit. Retour manifeste à la santé qui frappe tout son entourage.

Je prescris : continuer l'usage du lait (2 litres par jour, y compris celui qu'on continuera de boire aux repas) ; dragées de lactate de fer, d'abord deux, puis quatre par jour, si elles sont bien supportées. Ajouter au régime un peu de viande rôtie, des œufs, du poisson, du riz, etc., etc. Continuer les bains de Pennès. S'abstenir toujours des boissons fermentées, mais prendre un peu de thé ou de café léger.

22 octobre (septième consultation). — Le malade revient me voir pour la dernière fois. Il est transformé : il s'est coloré. Quoique encore amaigri, il se sent plus vigoureux, a repris ses affaires et son régime comme auparavant ; son foie est rentré dans ses limites ; les fonctions digestives sont parfaites ; l'appétit est développé, mais le malade continue à boire du lait aux repas et à s'abstenir de tout spiritueux.

La guérison paraît assurée.

OBSERVATION XXXIII

M. RIGAL. In thèse de RIBETON, p. 15. — *Cirrhose alcoolique. — Ascite.*
Douze ponctions. — Amélioration remarquable.

Le nommé V..., âgé de 38 ans, infirmier, entre à l'hôpital Necker, dans le
service de M. Rigal, le 29 mai 1883.

Il n'y a rien de particulier à noter dans ses antécédents héréditaires.

Antécédents personnels. — Rien à signaler durant l'enfance et la jeunesse.
Pas de maladie grave antérieure. Il n'existe aucun indice de syphilis ; mais nous
constatons des symptômes avérés d'alcoolisme ; cet homme reconnaît d'ailleurs
sans difficulté que depuis longtemps il se livre à des habitudes d'intempérance.

Il existe de l'insomnie ; son sommeil est troublé par des cauchemars fréquents. Le matin il survient de la pituite. Léger tremblement des mains.

Le malade ne peut préciser la quantité de boisson qu'il absorbe chaque jour,
mais il ressort de ses déclarations qu'elle est assez considérable.

Le début de sa maladie remonterait environ à six mois avant son entrée à
l'hôpital. Cet homme remarqua tout d'abord qu'il existait une exagération des
troubles gastriques qu'il ressentait habituellement. Aussi n'y fit-il pas grande
attention.

Mais bientôt il éprouva un certain endolorissement dans l'hypocondre droit
et il s'aperçut que son ventre augmentait de volume. En même temps, il perdit
une partie de ses forces ; un certain degré d'amaigrissement survint. Les urines
diminuèrent de quantité et prirent une coloration rouge briquetée. Il n'y eut
jamais d'ictère ni d'hémorrhagie.

Mais voyant que ces phénomènes anormaux persistaient, en même temps que
l'abdomen prenait toujours un volume plus considérable, cet homme se décida à
entrer à l'hôpital.

A ce moment, l'état est le suivant :

Ventre volumineux, fluctuation manifeste. Œdème des membres inférieurs.
Intégrité de toute la partie du corps située au-dessus du diaphragme. L'explo-
ration de l'abdomen est impossible à ce moment-là. Gêne de la respiration.
Cœur normal.

Le 11 juin 1883, on fait la première ponction, qui donne issue à 8 litres de
liquide clair jaune citrin.

Mais l'ascite se reproduit rapidement, et à partir de ce jour, on est obligé de
pratiquer des ponctions successives et rapprochées, dont voici le tableau dressé
par le malade lui-même

30 juin	1883,	2e ponction,	9	litres.
13 juillet	»	3e »	12	—
25 »	»	4e »	12	—
9 août	»	5e »	14	—
22 »	»	6e »	14	—

W.

3 septemb. 1883, 7ᵉ ponction, 14 litres.

17   »   »   8ᵉ   »   13 —

1ᵉʳ octobre   »   9ᵉ   »   12 —

A partir de ce moment, le liquide ne se reproduit plus que très lentement, et la 10ᵉ ponction n'est faite que le 9 mai 1884 et donne issue à 7 litres de liquide.

3 juin 1884, 11ᵉ ponction, 4 litres.

12   »   »   12ᵉ   »   3 —

Les dix premières ponctions donnèrent issue à un liquide jaune citrin très clair. Le liquide des deux dernières ponctions était au contraire d'une couleur rougeâtre assez foncée, et au toucher il paraissait plus consistant.

Nous voyons le malade pour la première fois au mois d'avril 1885.

Depuis le mois de juin 1884, il ne lui a été fait aucune nouvelle ponction.

Son abdomen contient encore une certaine quantité de liquide, mais la quantité ne semble pas augmenter.

Le ventre est ballonné, mais cependant assez souple pour permettre l'exploration.

Le foie est petit; le rebord en est mousse et irrégulier; la rate est volumineuse; la peau de l'abdomen est sillonnée de vergetures.

Il existe une dilatation très marquée des veines cutanées abdominales.

Les urines sont un peu rougeâtres, varient comme quantité de 800 à 1000 grammes par jour; elles ne contiennent point d'albumine.

L'état général est bon, les forces conservées.

Jusqu'à ce jour, l'état du malade est resté sensiblement le même. Rien ne semble indiquer une recrudescence des phénomènes morbides.

III. — Disparition des accidents hépatiques chez des sujets qui ont été suivis pendant un temps variable, sans récidive.

OBSERVATION XXXIV

M. WETZLER. *Archives de médecine, 1827. — Guérison d'une hydro-pisie ascite avec induration du foie.*

Un vieillard, âgé de 64 ans, petit, maigre, à peau basanée, *adonné à l'eau-de-vie*, n'ayant jamais été sérieusement malade, fut affecté en juin 1810 d'une hydropisie ascite. Un chirurgien le traita pendant 8 jours sans aucun succès. Le Dr Wetzler, appelé alors, trouva le ventre extrêmement distendu, très fluctuant et les pieds très œdémateux ; il y avait de l'orthopnée ; le pouls donnait plus de 100 pulsations par minute ; l'urine était brunâtre, trouble, peu abondante. Le malade était près de périr de suffocation ; il n'y avait qu'une cure héroïque qui pouvait le sauver. On prescrit donc 12 doses de poudre de calomel, chacune de 3 grains ; le malade en prit deux le premier jour, trois le second et quatre le troisième. En outre, il se pratiquait deux fois par jour des frictions dans l'hypocondre droit avec un gros d'onguent mercuriel ; pour boisson il eut une décoction d'herbes diurétiques. Dès le deuxième jour, l'urine commença à couler abondamment, mais le quatrième quand le malade eut pris huit poudres, il y eut déjà un commencement de salivation. Le sixième jour, l'hydropisie avait totalement disparu, du moins quant aux signes extérieurs. L'induration du foie n'avait pu être reconnue dans le principe, à cause de la distension du ventre, mais alors on pouvait facilement se convaincre de son existence en explorant l'hypocondre ; la respiration était devenue tout à fait libre, la salivation se porta à un haut degré et dura pendant 15 jours ; elle fut d'abord combattue par des purgatifs, puis par des toniques. Une infusion de sauge avec du miel rosat et de la teinture de myrrhe se montra très efficace contre les ulcérations qui s'étaient formées dans la bouche. Après trois semaines de traitement, le malade était parfaitement rétabli ; un léger gonflement du foie qui existait encore se dissipa par la suite, car le docteur Wetzler n'en trouva plus aucune trace, lorsque deux années après il eut occasion de revoir cet individu pour le traiter d'une fièvre intermittente ; à en croire son assertion, il avait abandonné l'habitude de prendre de l'eau-de-vie.

OBSERVATION XXXV

M. LEUDET. *Clinique médicale de l'Hôtel-Dieu de Rouen* (Obs. XIII). — *Cirrhose du foie, ascite, plusieurs ponctions de l'abdomen, récidives rapides de l'ascite. — Traitement par la gomme-gutte à haute dose. — Arrêt de l'hydropisie péritonéale.*

G... (Clément), cinquante-trois ans, marchand de vin, boit des quantités considérables de vin ; il entre, en avril 1853, à l'hôpital de la Charité. Pas de syphilis.

Début de l'affection, il y a six mois. Actuellement, amaigrisssement, ventre volumineux, ascite, réseau veineux très développé. Rien au cœur.

Première ponction, le 8 avril ; deuxième ponction, le 26 avril ; troisième ponction le 10 mai. Reproduction de l'ascite et administration de gomme-gutte : diminution graduelle de l'ascite.

Pendant le reste de l'année 1853 et jusqu'en juillet 1855, j'ai revu plusieurs fois G... L'ascite avait complètement disparu ; les veines sous-cutanées étaient demeurées un peu volumineuses ; G... avait beaucoup maigri, il avait retrouvé une partie de son appétit.

OBSERVATION XXXVI

M. LEUDET. *Congrès de Montpellier,* août 1879.

M... (T.), cinquante ans, commissionnaire, habitudes alcooliques depuis longtemps. Sa consommation journalière consiste en beaucoup de petits verres d'eau-de-vie, de la bière et du bitter.

Troubles digestifs, pituites matinales depuis longtemps. Dans l'été de 1877, augmentation de volume du ventre et douleur. Urines rares, sédimenteuses, sans albumine.

Le 8 octobre 1877, on constate tous les signes d'une ascite ; la limite inférieure du foie ne peut pas être sentie. Diète lactée, eau de Vichy. En présence de l'augmentation de volume du ventre, ponction le 25 octobre, et issue de 12 litres de liquide.

Urines peu abondantes, sédimenteuses, reproduction de l'ascite ; rien au cœur, intégrité des fonctions digestives ; lait, gomme-gutte.

L'ascite, restée stationnaire pendant les mois de janvier et février, diminue en mars 1878 ; le malade reprend alors ses occupations ; le foie et la rate ne sont pas volumineux, mais le ventre est parfois un peu douloureux spontanément et à la pression. La guérison ne s'est pas démentie jusqu'à ce jour.

OBSERVATION XXXVII

MURCHISON. *Leçons cliniques sur les maladies du foie*, p. 148 (Obs. LII). — *Foie gras et cirrhotique par cause alcoolique (et tellurique). — Ascite considérable. — Paracentèse. — Rétablissement.*

M. L., trente-cinq ans, adonné aux spiritueux, présentait, le 5 janvier 1873, tous les symptômes d'une cirrhose, dont le début datait du mois de juin 1872. Insuccès des diurétiques. Ponction le 5 mars, et à partir du 30 mai 1873, l'hydropisie ne se reproduit plus. Revu le 11 juin 1875 en parfait état de santé, et avec un foie de volume normal.

OBSERVATION XXXVIII

MURCHISON. Eodem loco (obs. LII). — *Foie gras et cirrhotique. — Ascite. Heureux effets du traitement.*

N., quarante ans, adonné à l'eau-de-vie; malade depuis novembre 1872 ; ascite, hypertrophie de la rate ; pilule bleue, scille, digitale ; plusieurs saisons à Hambourg, et le 14 juillet 1875, il était en bonne santé. Revu en janvier 1877, a repris de l'embonpoint ; le foie est plus petit.

OBSERVATION XXXIX

HANOT. Observation recueillie par M. COUTRAY DE PRADEL et publiée dans sa thèse, p. 47. — *Cirrhose alcoolique du foie. — Ascite. — Guérison sans ponction.*

Le nommé P..., Charles-Marie, âgé de 52 ans, tourneur en cuivre, entre le 20 mars 1886 à l'hôpital Tenon, salle Axenfeld, lit n° 28, dans le service de M. le Dr Hanot, pour une courbature générale et des douleurs rhumatoïdes dans le cou, les bras et les jambes.

Interrogé sur l'état de sa santé, avant son entrée à l'hôpital, il dit n'avoir jamais été gravement malade avant le mois de décembre 1882. A cette époque, il fut pris de douleurs de reins que ne fit pas passer l'application de ventouses, puis de perte d'appétit, et en même temps son ventre prit rapidement un développement énorme. L'ascite s'accompagna de douleurs fort vives dans l'abdomen ; il n'eut pas de vomissements, ni d'œdème des jambes, et pas d'hémorrhagies d'aucune sorte.

Jusque-là il avait bien mangé. Il attribue lui-même tous ces symptômes maladifs à ses excès alcooliques précédents, qu'il avoue d'ailleurs sans honte.

Le 16 décembre 1882, il entre à l'hôpital Tenon, dans le service de M. le Dr Landouzy, alors remplacé par un médecin du bureau central. Il n'y avait que quinze jours qu'il était malade. Il resta deux mois à l'hôpital, jusqu'au 16 février 1883.

Pendant ces deux mois il fut soigné, dit-il, pour une cirrhose atrophique. Les urines étaient très rouges.

Comme traitement il fut soumis au régime lacté, après avoir été purgé avec de l'eau-de-vie allemande et du sirop de nerprun. On ne lui fit pas de ponction de l'abdomen bien qu'on hésitât d'ailleurs un moment à la lui faire. Son ventre diminua cependant.

Il quitta l'hôpital le 16 février 1883, sans être complètement guéri, il avait, dit-il, des vertiges, et resta chez lui un mois sans travailler. Après ce temps, il se remit au travail.

Deux mois après il eut un panaris au pouce droit, qui l'obligea de nouveau à entrer à l'hôpital Tenon, dans le service de M. Lucas-Championnière, salle Lisfranc. Il y resta un mois, mais ce n'est que quatre mois après qu'il se mit à travailler.

A partir de ce moment-là, son travail habituel lui faisant défaut, sa vie est livrée aux hasards des événements. Tantôt marchand de légumes, tantôt marchand de journaux, il passe, en somme, la plus grande partie de son temps dehors ; mais depuis sa première maladie, il a cessé complètement tout excès alcoolique.

Actuellement P... ne se plaint que d'une courbature générale. Il a de la constipation, pas de fièvre.

Il porte une hernie ombilicale depuis 1872.

Le foie ne déborde pas les fausses côtes. Il est petit. Les urines sont claires. On ne constate aucun signe d'ascite ; le ventre n'est pas ballonné.

A l'auscultation de la poitrine on entend quelques petits bruits de frottements à la base du poumon droit.

Le cœur paraît normal ainsi que les autres organes.

Sort le 8 avril.

OBSERVATION XI

Dᵣ FRITZ. *Gazette hebdomadaire*, 1886, p. 590. — *Curabilité de la cirrhose du foie.*

Mᵐᵉ C..., quarante-trois ans, malade depuis plusieurs mois, a été traitée pour une cirrhose du foie par les médecins qu'elle avait vus antérieurement. Elle a été marchande de vins, mais tellement adonnée aux boissons alcooliques, que le mari dut céder son commerce et vint se fixer à la campagne, avec l'espoir qu'un changement de milieu modifierait les funestes habitudes de sa femme. Mᵐᵉ C... continua à faire une énorme consommation d'eau-de-vie et de vin ; aussi, depuis longtemps, perte de l'appétit, pituites, vomissements.

Au moment de l'examen (juin 1885), elle présente un amaigrissement considérable, un teint terreux, une inappétence absolue et des vomissements ; le lait seul est toléré ; l'abdomen est volumineux, ascite. Douleur obtuse dans la région hépatique, sans qu'on puisse sentir le foie sous les côtes. Dilatation des veines sous-cutanées abdominales, pas d'œdème des membres inférieurs, pas d'albumine dans l'urine.

Le Dr Fritz porte le diagnostic de cirrhose alcoolique du foie avec ascite consécutive.

Traitement. — Régime lacté, eau de Vichy, iodure de potassium. L'épanchement continuant, une ponction faite le 20 juillet donne issue à 13 litres de liquide. Le 16 août, nouvelle ponction de 14 litres de liquide; mais l'épanchement reparait, la malade présente de l'œdème des membres inférieurs, les urines contiennent de l'albumine.

26 août. La malade éprouve une grande faiblesse, elle présente un degré très marqué d'émaciation; on lui prescrit de la strychnine et une dose double d'iodure de potassium.

Le 28. Diurèse abondante, disparition de l'ascite, réveil de l'appétit, et, à la fin de septembre, la malade se considérait guérie.

Depuis cette époque (septembre 1886), sa santé est excellente, ses fonctions digestives sont normales; la malade a repris de l'embonpoint, mais elle a renoncé à ses anciennes habitudes.

15 février 1888. M. le Dr Fritz, à qui nous avons demandé des nouvelles de Mme C..., a bien voulu nous répondre qu'il vient de voir cette malade. Elle continue à se porter très bien et a absolument rompu avec ses habitudes alcooliques. Mme C... buvait surtout de l'eau-de-vie, de cette eau-de-vie que les marchands de vins vendent sous le nom de cognac, mais qui n'a du cognac que le nom, car c'est de l'eau-de-vie de grains ou de betteraves. Elle en prenait par petits verres tout le long de la journée. Au dire de ses voisins, elle avalait bien un demi-litre d'eau-de-vie par jour, outre le vin et la bière qu'elle absorbait abondamment.

OBSERVATION XLI

GOODING. *British med. Journal,* 1886, p. 676. — *Note sur un cas de cirrhose.*

X..., soixante ans, débitant; ce n'était pas un ivrogne, mais il avait l'habitude de boire du sherry à son diner, et du whiskey à son souper. A différentes reprises, il se plaignit de douleurs dans l'hypocondre droit et de troubles digestifs, en même temps qu'il présentait une teinte ictérique prononcée.

Puis l'ictère s'accentua, l'appétit disparut et il devint très maigre. Il refusa de supprimer les boissons, mais consentit à réduire leur quantité; il n'y eut aucun progrès, et au bout de plusieurs mois, malgré l'usage de stimulants, il devint plus émacié; il n'y avait pas d'ascite.

A la suite d'une consultation avec un médecin de Londres, qui reconnut l'exactitude du diagnostic, on lui conseilla du chlorhydrate d'ammoniaque. Au bout de trois semaines, un médecin, croyant voir une cirrhose à marche fatale, crut devoir lui permettre des boissons spiritueuses. Je fus indigné de ces conseils, et lui écrivis de prendre des doses croissantes d'acide chlorhydrique nitreux.

Au bout de quelques semaines, le malade présenta une amélioration qui s'accrut progressivement jusqu'à guérison complète. Actuellement, trois ans après, c'est un vieillard plein de santé.

OBSERVATION XLII

M. FÉRÉOL. Communication à la *Société médicale des hôpitaux de Paris*. Séance du 9 juillet 1886.

Il s'agit d'un homme, alcoolique avéré, atteint de cirrhose avec ascite considérable qui nécessita deux fois la paracentèse abdominale. Ce malade était arrivé à un état de cachexie avancée, et je m'attendais à le voir succomber rapidement ; mais après la seconde ponction, le liquide ne se reproduisit pas, l'état général devint meilleur et la guérison parut complète.

Quelque temps après, cet individu présenta tous les symptômes d'une pleurésie avec épanchement, et la thoracentèse, qui ne tarda pas à devenir nécessaire, donna issue à un litre et demi environ d'un liquide hématique rouge foncé, presque noirâtre, mais transparent ; ce liquide renfermait peu d'hématies, mais une notable proportion d'hématoïdine cristallisée. Je dus faire une seconde ponction au bout d'un certain temps, et cette opération fut suivie de l'assèchement de la plèvre : le liquide ne se reproduisit pas.

Voilà plusieurs mois que je suis ce malade ; il a quitté mon service, mais revient de temps à autre pour me permettre de l'examiner ; il reste certainement amaigri, mais il conserve une santé satisfaisante et l'on peut le regarder comme guéri, du moins en apparence.

Je ne sais trop comment on pourrait expliquer le caractère hématique de l'épanchement pleural extrait par la thoracentèse ; le malade n'est, en effet, ni cancéreux, ni tuberculeux. Je me suis demandé si l'on ne pourrait songer, en pareil cas, à une dilatation des veines pleurales et à une transsudation lente de sang dans la cavité de la séreuse : la présence de l'hématoïdine dans le liquide pleurétique me semble plaider en faveur d'une semblable hypothèse.

Quoi qu'il en soit, j'insiste sur ce fait que l'ascite a disparu, que l'épanchement pleural ne s'est pas reproduit et que la guérison semble, jusqu'ici, ne pas se démentir.

Séance du 14 janvier 1887. — Cet homme, s'il ne présente pas un aspect bien robuste, est cependant en état de santé satisfaisant. On peut le considérer comme guéri. Son foie reste diminué de volume, et la dernière ponction date aujourd'hui de 18 mois.

Cet individu est bien portant, il a repris ses occupations ; j'espère, ainsi qu'il l'affirme d'ailleurs, qu'il n'a pas, en même temps, repris ses habitudes alcooliques d'autrefois.

OBSERVATION XLIII

M. TROISIER. Communication à la *Société médicale des hôpitaux*. Séance du 23 juillet 1886.

X...., quarante et un ans, est emballeur chez un droguiste. Le D' *Demontporcelet* le vit pour la première fois en août 1884. Quelques jours auparavant, le malade avait été adressé par son patron à M. Siredey, qui avait délivré une ordonnance portant en tête le diagnostic suivant : cirrhose hépatique, ascite, alcoolisme. X... est buveur d'eau-de-vie : il absorbe tous les jours un grand nombre de petits verres.

Les premiers symptômes (perte d'appétit, affaiblissement, diarrhée, douleurs abdominales) remontaient à quatre ou cinq mois. Il avait cessé ses occupations depuis le 20 juillet 1884.

L'ascite était abondante; la matité existait jusqu'à trois travers de doigt au-dessus de l'ombilic ; les veines sous-cutanées abdominales étaient très apparentes ; le foie paraissait diminué de volume ; les urines étaient briquetées, non albumineuses ; la peau avait une teinte subictérique. A diverses reprises, il y avait eu des épistaxis. Rien au cœur.

Le malade fut soumis au régime lacté et purgé tous les cinq ou six jours avec le calomel et la scammonée, 0,30 chacun. Au bout de deux mois, l'ascite avait disparu et elle ne s'est pas reproduite depuis cette époque. Aujourd'hui, cet homme ne présente plus de signes d'une affection abdominale, mais il est atteint de tuberculose pulmonaire au deuxième degré.

M. Demontporcelet a soin de noter que la tuberculose date probablement de deux ans ; car à l'époque où il a soigné X... pour une cirrhose du foie, il avait constaté de la submatité et un défaut d'élasticité au niveau de la fosse sous-épineuse gauche et sous la clavicule droite.

OBSERVATION XLIV

M. RENDU. *Société médicale des hôpitaux*. Séance du 14 janvier 1887.

Il s'agit d'un officier, âgé de soixante ans, ayant commis de nombreux excès alcooliques, et qui vint me consulter, étant de passage à Paris, pour des accidents de cirrhose alcoolique qui paraissaient menacer de prendre une marche rapide.

Lorsque je l'examinai, au mois de janvier ou février 1886, je constatai que le foie était augmenté de volume et douloureux; il existait alors de l'ascite, une teinte subictérique manifeste et une tendance évidente aux hémorrhagies cutanées. On pouvait craindre de voir se développer à courte échéance le complexus ictère grave ; aussi, je conseillai au malade, qui ne se trouvait pas placé dans les conditions matérielles lui permettant de recevoir les soins nécessaires, d'entrer à l'hôpital du Val-de-Grâce.

Il fut placé dans le service de M. Laveran, remplacé bientôt par M. Kelsch, et ces deux médecins pratiquèrent successivement chez ce malade, quatorze ponctions abdominales, dont chacune donna issue à environ dix litres de sérosité offrant une coloration biliaire. D'ailleurs, cette coloration du liquide devint de moins en moins marquée à chaque ponction, et l'intervalle entre deux paracentèses successives put être progressivement plus considérable.

Voilà actuellement plus de cinq mois que la dernière ponction a été faite; l'ascite ne s'est pas reproduite; la santé générale est bonne, et, bien que le foie et la rate restent volumineux, le malade peut, à mon avis, être considéré comme guéri.

Quel a été le mécanisme de cette guérison? Il est bien difficile de se prononcer à cet égard; mais je me demande si l'on ne pourrait penser qu'il a existé, au cours de l'affection hépatique, une thrombose de la veine porte déterminant les accidents abdominaux et l'ascite en particulier, thrombose dont la disparition expliquerait fort bien la cessation des phénomènes de cirrhose du foie.

OBSERVATION XLV

M. ROMAIN. In *Archives de médecine militaire*, 1886, p. 389. — *Cirrhose du foie avec ascite. — Guérison.*

Le nommé F..., âgé de 60 ans, propriétaire à Teniet-el-Haad, me fait appeler le 14 novembre dernier. C'est un homme habituellement fort et vigoureux, n'ayant jamais été sérieusement malade. Il n'y a eu chez lui ni syphilis, ni rhumatisme antérieur. Il a eu quelques accès de fièvre intermittente avec douleur au niveau du flanc gauche; il dit aussi avoir éprouvé à plusieurs reprises, en dehors des accès fiévreux, des douleurs dans le côté droit, au niveau du foie; enfin il avoue avoir bu beaucoup.

L'état général est mauvais, l'hypocondre droit est douloureux et le foie légèrement augmenté de volume; le ventre est notablement distendu par un épanchement ascitique volumineux; les bourses et les membres inférieurs sont le siège d'un œdème considérable; rien du côté du cœur, ni des reins; l'urine ne renferme pas d'albumine.

Diagnostic. — Cirrhose alcoolique du foie, pronostic grave. Ce malade entre le 14 novembre dans notre service à l'hôpital de Teniet-el-Haad. Prescription : lait, diurétiques, ioduro de potassium, ventouses sèches sur la poitrine, nécessitées par un certain degré de congestion et d'oppression.

Pendant les premiers jours du traitement, l'état général et local sont stationnaires, mais l'ascite n'augmente pas, et malgré la gêne respiratoire, nous ne sommes pas obligé de pratiquer la ponction. A la fin du mois, le malade sort de l'hôpital pour des raisons particulières et nous lui continuons nos soins chez lui.

Le même traitement, diurétiques, reconstituants, est continué, et vers le 5 ou 6 décembre, nous constatons une amélioration notable : l'ascite diminue, l'œdème des membres inférieurs disparaît peu à peu, l'appétit revient, et notre malade peut être considéré comme guéri à la date du 15 décembre, c'est-à-dire un mois après le commencement du traitement.

Depuis cette époque, la guérison s'est maintenue, et le malade que nous voyons souvent et qui, sur mes conseils, est devenu un peu plus sobre, travaille journellement et ne se plaint que de temps à autre de quelques douleurs dans le côté droit, au niveau du foie, qui présente alors un certain degré de congestion.

OBSERVATION XLVI

Due à l'obligeance de M. LANCEREAUX ; résumée dans sa communication à l'*Académie de médecine*, 30 août 1887.

Le 10 janvier 1887, Eugène D..., âgé de 43 ans, perleur, entre salle St-Dominique, n° 4.

Antécédents héréditaires. — Le père du malade est mort à l'âge de 70 ans d'une pleuro-pneumonie. Sa mère a succombé à 62 ans à une affection du foie, de nature indéterminée, mais qu'on peut considérer comme non cancéreuse.

Antécédents personnels. — Le malade a eu la variole à l'âge de 25 ans, mais n'en a pas gardé de cicatrices. Il fut à cette occasion soigné pendant deux mois à l'Hôtel-Dieu, par Guéneau de Mussy.

Exerçant depuis l'âge de 14 ans la profession de lithographe, il avait l'habitude de prendre, le matin, à jeun, du mêlé-cassis, dans la proportion d'un verre à pied. Il buvait, en outre, une chopine de vin par repas.

A l'âge de 26 ans, il a fait la campagne de 1870. Pendant cette période, il a pris, régulièrement, toujours à jeun, de l'eau-de-vie blanche, à la dose quotidienne d'environ 60 grammes.

De 1877 à 1882, pendant cinq ans, il a bu, en moyenne, deux litres de vin par jour, et a continué à prendre sa dose quotidienne d'eau-de-vie le matin.

En 1882, il a cessé l'usage du vin et de l'alcool, sur les conseils du Dr Campenon. Ce dernier aurait constaté, à cette époque, que le foie était hypertrophié et débordait le rebord des fausses côtes de deux travers de doigt. Le traitement consista dans l'interdiction absolue d'alcool, dans l'application de vésicatoires sur la région hépatique.

Le malade avait alors des pituites, le matin, en se levant.

L'année suivante (1883), sont survenus des troubles digestifs, caractérisés par de la pesanteur, du météorisme stomacal, des aigreurs, nausées, renvois acides, anorexie habituelle.

Sous l'influence d'un régime contre la dyspepsie, l'appétit revint quelques mois après.

L'an dernier (1886), le malade a eu quelques hématémèses, suivies de mélæna, qu'il décrit parfaitement, ayant servi longtemps comme infirmier dans les hôpitaux.

Deuxième hémorrhagie intestinale six mois après la première. Au mois de décembre dernier, nouvelle hématémèse, suivie de mélæna. Dans les derniers jours de l'année, il s'est aperçu que son ventre augmentait de volume rapidement.

L'état est resté stationnaire jusqu'au 10 janvier 1887, époque où le malade entre à l'hôpital.

État actuel. — 10 janvier 1887. On ne constate pas d'intoxication alcoolique : ni rêves, ni pituites matinales, ni tremblement des doigts ou des lèvres. Le malade est pâle, maigre, les cheveux sont rares.

Il répond très clairement aux questions.

A l'inspection, on ne constate pas de voussure dans la région hépatique.

Ascite modérée ; néanmoins les flancs sont manifestement élargis et la cicatrice ombilicale est déplissée depuis quinze jours.

A la percussion, sensation de fluctuation aussi nette que possible.

La circonférence de l'abdomen mesure, au niveau de l'ombilic, 86 centim. 1/2.

Pas de circulation complémentaire sous-cutanée.

État du foie. — Il s'étend, en haut, depuis le mamelon, et en bas, il déborde d'un travers de doigt le rebord des fausses côtes droites, suivant la ligne verticale mamelonnaire. Étendue de la matité hépatique, 12 centimètres.

La *rate* est également hypertrophiée, et sa matité mesure 14 centimètres sur 12.

Rien au *cœur*, ni aux *poumons.*

L'*urine* est acide, sa densité est de 1019. Elle ne renferme ni sucre, ni albumine.

Traitement. — Régime lacté intégral. Le malade prend de 3 à 4 litres de lait par jour. Iodure de potassium, 2 gr. 50.

24 janvier. Grande amélioration.

Il n'y a presque plus de liquide dans le péritoine. La circonférence abdominale est diminuée de 6 cent. 1/2 (80 centimètres au niveau de l'ombilic, qui a repris son aspect normal).

Diminution de volume du foie. Rien à noter du côté du tube digestif, sauf une diarrhée peu abondante, qui n'a duré que quelques jours.

13 février. Le malade quitte l'hôpital sur sa demande.

L'ascite a complètement disparu. Le foie a repris son volume normal. Il commence en haut à plus de deux travers de doigt au-dessous du mamelon ; en bas, il ne déborde plus le rebord des fausses côtes.

Même réduction de la rate.

L'état général du malade est très satisfaisant.

Ce malade continue d'être suivi par nous jusqu'en juillet 1887. A ce moment, il a repris de l'embonpoint, et se trouve tout à fait bien.

OBSERVATION XLVII

Due à l'obligeance de M. LANCEREAUX ; résumée dans sa communication à l'Académie de médecine, 30 août 1887. — *Cirrhose alcoolique.* — *Pleurésie droite avec épanchement.*

Le nommé M..., Pierre, âgé de 38 ans, exerçant la profession de marchand de caisses vides, entre à l'hôpital de la Pitié, dans le service du Dr Lancereaux, le 15 février 1883.

Son père est mort à 64 ans d'une hydropisie après six mois de maladie ; il pesait, raconte son fils, 300 livres ; sa mère est morte du choléra.

Le malade qui est né dans les Vosges, y resta jusqu'à 25 ans, travaillant comme bûcheron dans les forêts.

Il arrive à Paris en 1871 ; il fait la profession de porteur aux halles, métier très pénible qu'il exerça pendant deux ans pendant lesquels il s'est beaucoup fatigué : il buvait en moyenne deux litres de vin par jour. Il était fort, bien portant, supportait des charges énormes ; le métier l'a conduit à en exercer un autre : depuis quelques années il est marchand de caisses vides qu'il achète en gros aux halles et revend aux petits commerçants. Il passe sa journée à faire des marchés qui sont tous conclus le verre à la main. Il arrive ainsi tous les jours à boire 5 ou 6 litres de vin.

Il est marié depuis 1874, a eu une fille qui se porte assez bien. Il n'accuse ni rhumatisme, ni jaunisse antérieure. L'appétit est généralement bon, il n'a pas de cauchemars.

Depuis quinze jours, il remarque une augmentation de volume très sensible de son ventre, et qui le détermine à entrer à l'hôpital.

Il a également éprouvé quelques douleurs dans l'abdomen, mais actuellement elles ont disparu. Le foie est volumineux, il déborde les fausses côtes de trois travers de doigt et ne présente pas d'irrégularités. Le malade pèse 78 kilogr. Il a beaucoup maigri depuis 15 jours. Ses urines sont acides, chargées de sels, sans albumine, ni sucre. Dans la poitrine, on constate un peu de bronchite.

Le 19 février, dans la nuit, le malade a vomi de la bile : il a un peu de diarrhée, et sent des fourmillements dans le ventre, qui est distendu. Les veines superficielles se dessinent sur l'abdomen. Son poids n'est plus que de 75 kilogr.

Le 20. Il y a de la constipation et on remarque que ses selles sont tantôt colorées en jaune, tantôt décolorées. On ordonne le régime lacté qui est très bien supporté. Les urines sont peu abondantes : un demi-litre seulement, elles sont troubles, mais sans albumine.

Ces urines sont analysées le lendemain par M. Gallois, pharmacien du service, qui trouve :

Quantité, 3/4 de litre.

Densité, 1035.

Réaction acide.

Couleur, jaune, bilieuse.

Urée, 28 gr. 50 pour la journée.

Acide phosphorique anhydre, 1 gr. 90.

Acide phorique ou phosphates, 3 gr. 80.

Jusqu'au 27, les urines restent identiques. Le malade ne pèse plus que 73 kilogr. Ses muscles sont amincis ; la maigreur fait de rapides progrès.

On ordonne 3 gr. d'iodure de potassium et une potion de Todd de 250 gr.

Le 28. L'état précédent persiste ; pas de vomissements, ni de diarrhée, la langue est assez bonne ; mais les signes thoraciques commencent à prendre une certaine importance.

On constate, en effet, des râles de bronchite en arrière ; au sommet, la respiration est normale ; on trouve à la percussion de la matité en arrière et à droite, à partir de l'angle inférieur de l'omoplate. Cependant la maigreur continue à s'accentuer ; la langue prend l'aspect sec et rougeâtre.

Vers le 1er mars, les symptômes redeviennent meilleurs ; mais il y a parfois de la diarrhée et les selles sont décolorées. Le 5, survient un vomissement bilieux accompagné d'une épistaxis légère ; l'amaigrissement augmente ; le poids du malade est de 71 kilogr. ; il prend par jour 5 litres de lait.

Des vomissements un peu graisseux, jaunes, couleur d'œuf battu reparaissent le 7. Le 10, le malade raconte que depuis quelque temps il s'est aperçu qu'il avait quelques boutons sur les fesses ; il s'est gratté, à ces boutons ont succédé de petites eschares. On prescrit un peu de poudre d'amidon. Le météorisme est toujours très considérable. Le 14 mars, on constate que la matité a un peu diminué et que la région du foie, très sensible au début, l'est beaucoup moins. Les vomissements sont moins fréquents. Enfin, quelques boutons d'herpès ont apparu autour des lèvres, et l'on observe des phénomènes analogues à la raie méningitique. Le poids n'est plus que de 69 kilogr. 500. Toutefois, la quantité d'urine augmente et atteint deux litres.

Le 3 avril on peut reconnaître sur la racine des cuisses, sur les jambes, un peu sur la face, une éruption acnéiforme très nette.

Cependant la matité à droite et en bas persiste, on y entend un souffle à l'inspiration ; pas d'égophonie.

Le 5. On constate un épanchement dans la plèvre droite.

La matité remonte jusqu'à la crête de l'omoplate et dans le creux axillaire, les jours suivants on constate que l'épanchement reste stationnaire avec de l'égophonie, du souffle et de la pectoriloquie. L'éruption d'acné persiste. Cet état dure pendant quinze jours. Le 18 avril une nouvelle poussée d'acné survient.

Cependant le malade urine peu, un demi-litre en vingt-quatre heures ; la toux est très fréquente, les vomissements bilieux apparaissent de temps en temps.

Le 30. Il rend deux litres d'une urine claire, mais l'amaigrissement persiste ; le 31 mai, il ne pèse que 70 kil. 500. Mais à partir de cette date, les symptômes s'amendent assez rapidement ; le 9 mai les dilatations veineuses de la paroi abdominale disparaissent ; les vomissements ont cessé, les urines sont abondantes : 2 litres 1/2. Le liquide diminue dans l'abdomen. Le foie augmente de volumo ; il descend jusqu'à trois travers de doigt au-dessous des fausses côtes, sans doute à cause de l'épanchement pleural.

L'ascite surtout se résorbe et le 15 mai le malade se sentant sensiblement amélioré demande à sortir de l'hôpital malgré les conseils qui lui sont donnés de continuer quelques temps encore un traitement qui lui a donné de si bons résultats.

Ce malade est venu au mois de février 1885. Il est toujours un peu malgre ; l'ascite a totalement disparu.

Enfin, il est encore revu le 6 août 1886. Il n'existe plus rien au foie : plus de dilatation veineuse, l'embonpoint est assez bon. L'état général est très satis-faisant.

OBSERVATION XLVIII

M. LECLÈRE, chef de clinique médicale à la Faculté de Lyon, in th. de FRAN-ÇON. — *Alcoolisme ancien.* — *Cirrhose avec hypertrophie du foie et de la rate.* — *Ictère, ascite, ponctions répétées.* — *Disparition de l'ictère et de l'ascite.*

B... (Joseph), 41 ans, jardinier, entre le 9 septembre 1885, dans le service de M. le professeur Lépine, salle Sainte-Elisabeth, n° 43. On ne relève rien de particulier dans ses antécédents héréditaires. Comme maladies antérieures à 18 ans, fièvre typhoïde et à la suite pleurésie. En 1870, pendant sa captivité, il eut, à diverses reprises, des refroidissements à la suite desquels il eut de la toux, de la dyspnée, mais jamais d'hémoptysies. En 1865, il avait dû s'aliter pendant quelque temps pour des douleurs qu'il avait éprouvées au niveau des hanches.

Depuis, il ne s'est pas passé d'années sans que le malade souffrît au même niveau, mais il n'a jamais eu de rhumatisme articulaire aigu généralisé.

Pas de syphilis ni de blennorrhagie ; il aurait eu dans son enfance quelques accès de fièvre intermittente, mais depuis sa jeunesse, ils n'ont pas reparu.

Depuis longtemps, habitudes alcooliques ; il boit plusieurs litres de vin par jour, ainsi que du rhum, mais jamais d'absinthe.

L'été dernier (1884), il présentait des phénomènes dyspeptiques, caractérisés surtout par de la douleur ; pas de vomissements.

Les digestions sont devenues plus difficiles depuis le mois de février ; à cette époque, il commença à perdre l'appétit. Le matin, au lever, il eut des vomisse-ments pituiteux, mais il n'eut jamais d'hématémèses, ni de mélaena ; pas de diarrhée, et il n'éprouvait aucun phénomène douloureux du côté du foie, il n'a jamais eu la jaunisse.

Il n'y aurait que quinze jours, à la suite de violentes coliques survenues sans cause appréciable, il s'aperçut que son ventre augmentait de volume, et qu'il avait de l'ictère, et cette tuméfaction se serait accrue de plusieurs centimètres en quelques jours.

Au moment de son entrée le malade présente un ictère généralisé. Son aspect est celui d'un homme très robuste, son état général est assez bon.

Il a un tremblement des doigts très prononcé.

Sa langue est bonne, son appétit est conservé, il se retient même de manger parce qu'il a remarqué que son ventre augmentait pendant la digestion ; pas de troubles digestifs, ni vomissements, ni douleurs épigastriques, ni diarrhée.

L'abdomen est très volumineux, plus saillant à l'hypogastre. Réseau veineux superficiel très marqué, surtout à droite ; matité et sensation de flot à la partie inférieure.

Le foie est très volumineux : la zone de matité hépatique atteint 20 centimètres sur la ligne mamelonnaire. Cette matité se continue franchement avec celle qui résulte de l'épanchement abdominal.

La rate est augmentée de volume et indolore à la pression. Très léger athérome, le pouls est régulier et l'on compte 78 pulsations. La pointe du cœur bat dans le 5e espace en dedans du mamelon ; les battements du cœur sont un peu sourds. Rien à la pointe. A la base et le long du sternum, léger souffle systolique ; le 2e bruit est un peu dédoublé.

Le malade dit s'être enrhumé depuis quelque temps, il tousse un peu et est oppressé. Respiration emphysémateuse avec quelques râles sibilants, surtout aux deux sommets. Son expectoration est peu abondante et sans caractère.

Urines très foncées, contiennent une grande quantité de pigments biliaires.

Matières un peu décolorées, blanc jaunâtre.

Traitement. — 2 grammes iodure de potassium et paracentèse, puis pilules bleues.

28 septembre. Le foie diminue de volume. La matité ne s'étend plus sur la ligne mamelonnaire que sur une hauteur de 16 centimètres.

8 octobre. Ponction de l'abdomen.

Le foie ne déborde plus que de deux travers de doigt. Il est dur et manifestement granuleux.

Du mois d'octobre 1885 au mois de mars 1886, on a pratiqué une série de ponctions et à la suite de chacune d'elles le liquide s'est reproduit dans l'espace de vingt-quatre heures ; le foie dépasse à peine le rebord des fausses côtes, le malade se cachectise.

27 mai 1886. Depuis un mois, on fait des ponctions tous les huit jours ; le liquide est hématique.

Jusqu'au mois de janvier 1887, on a fait encore de nombreuses ponctions ; le malade s'est un peu amélioré ; il part en convalescence.

28 février 1887. Le malade rentre dans le service. L'abdomen est modérément volumineux, souple ; l'épanchement n'est pas très considérable.

27 mars. Le malade a eu plus de cinquante ponctions. Lorsqu'il quitte le service, il n'a plus d'ascite, et le foie ne déborde plus les fausses côtes.

Notre excellent ami, le docteur Leclerc a revu ce malade au commencement de 1888, il se porte bien, et exerce sa profession de jardinier ; mais il a renoncé à ses habitudes alcooliques.

OBSERVATION XLIX

BOUVERET. De l'ascite curable des alcooliques. *Lyon médical*, p. 503, 1881.

X..., employé de commerce à Lyon, âgé de 45 ans, Pas de syphilis antérieure. Habitudes d'alcoolisme anciennes. Cet homme est une victime des petits verres; il en absorbe par douzaines dans la journée. Je le vois pour la première fois au commencement de janvier 1881.

Les premiers troubles digestifs datent de plusieurs années ; mais depuis cinq ou six mois ils sont notablement aggravés. Anorexie, langue saburrale et quelquefois sèche, soif vive habituelle, digestions pénibles, vomissements pituiteux du matin. En août 1880, parut un peu d'œdème malléolaire, mais passager, se montrant le soir et disparaissant le matin. Cet œdème peut être attribué aux varices dont le malade est atteint depuis longtemps. Au mois d'octobre le ventre devint douloureux, surtout à l'hypocondre droit; pour combattre ce qu'il appelle son point de côté, le malade y applique successivement plusieurs vésicatoires.

Néanmoins la douleur persiste et le ventre augmente de plus en plus. L'appétit a beaucoup diminué, il y a une tendance marquée à la constipation. Sur le conseil d'un voisin, notre homme prend, dans la dernière quinzaine de décembre, un certain nombre de pilules purgatives; il en résulte une diarrhée abondante et qui persiste plusieurs semaines après la cessation de ces pilules. L'ascite augmente encore malgré la diarrhée, les pieds se tuméfient, bientôt l'œdème des membres inférieurs prend des proportions considérables, et, dès la fin de décembre, l'hydropisie est assez abondante pour gêner la respiration. Le malade supporte difficilement le décubitus horizontal, il passe la plus grande partie de la nuit assis dans un fauteuil.

Ma première visite eut lieu le 5 janvier 1881. A la vue de cet homme au visage couperosé, aux conjonctives subictériques, au ventre énormément tuméfié par l'ascite, au récit de ses souffrances, et à l'aveu qu'il me fit de ses habitudes d'alcoolisme, je ne doutai pas un seul instant qu'il s'agit là d'une cirrhose atrophique, et même que la terminaison fatale n'en fût pas très éloignée. Je pratique immédiatement la ponction de l'abdomen. Au lieu du gros trocart habituel j'emploie le plus fin trocart de l'appareil de Potain et retire le liquide à l'aide de l'aspiration.

J'obtiens ainsi sept litres d'un liquide clair, jaune citrin.

Après cette évacuation, l'exploration de l'abdomen est plus facile. Le foie, que je pensais trouver atrophié, est au contraire très volumineux; la limite supérieure de la matité remonte jusqu'au mamelon ; le bord inférieur est senti un travers de main au-dessous du rebord costal. Une grande partie de la face convexe est accessible à la palpation; elle paraît lisse, régulière, sans granulations. Tout le liquide n'a pas été retiré; on perçoit très bien au-dessous de l'ombilic la sensation de flot.

La rate n'est pas augmentée de volume. En continuant la palpation, je sens très manifestement des frottements péritonéaux dans tout l'étage supérieur de la cavité abdominale, surtout à l'épigastre et dans l'hypocondre droit. Ces frottements sont aussi très appréciables à l'auscultation pratiquée par le stéthoscope ; au moment de l'inspiration, surtout si le malade inspire profondément, on entend un bruit de frottement très comparable à celui qu'on perçoit dans les pleurésies sèches.

L'urine est rouge, épaisse et dépose un sédiment briqueté ; la quantité en est bien diminuée, il arrive parfois qu'en vingt-quatre heures le malade en élimine à peine un plein verre.

Rien au cœur.

Aux bases des deux poumons, râles sous-crépitants nombreux et respiration obscure.

Traitement. — Régime lacté exclusif ; iodure de potassium à la dose de 1 à 2 grammes par jour ; application de plusieurs vésicatoires successivement à la région sus-ombilicale ; chaque soir une ou deux pilules de 0,02 centigrammes d'extrait thébaïque ; deux ou trois fois par semaine, un verre d'eau purgative la matin.

Pendant les huit premiers jours qui suivent la ponction, il se produisit une amélioration très sensible. La respiration est plus libre ; les râles des deux bases pulmonaires sont moins abondants ; le malade peut passer la nuit au lit. L'appétit reparaît. La quantité d'urine émise en vingt-quatre heures augmente très notablement.

Cependant, après cette période d'amélioration, le liquide ascitique peu à peu s'est reproduit. Le 20 janvier, nouvelle ponction qui donne issue à près de sept litres de liquide présentant les mêmes caractères qu'à la première fois. L'évacuation n'est pas complète ; il reste encore une certaine quantité de liquide dans l'abdomen. Après cette seconde ponction, l'ascite cesse de se reproduire ; le ventre diminue graduellement de volume et l'amélioration, un moment compromise par la recrudescence de l'hydropisie péritonéale, se poursuit désormais sans interruption.

Dès les premiers jours de février, la quantité d'urine atteint en vingt-quatre heures un litre et demi et quelquefois dépasse deux litres ; cette urine est claire, jaune pâle et ne laisse plus déposer aucun sédiment. La respiration est maintenant tout à fait libre ; les râles de la base ont complètement disparu.

L'appétit augmente tous les jours ; les digestions sont faciles. Le malade revient à l'alimentation habituelle et, malgré mes recommandations, ne prend plus qu'une minime quantité de lait. Il cesse l'usage de l'iodure de potassium ; on lui fait seulement de temps en temps quelques badigeonnages à la teinture d'iode sur la paroi abdominale.

Je le vois pour la dernière fois au commencement du mois de mars ; il sort déjà depuis plusieurs jours et reprend une partie de ses occupations. Il est véritablement transformé. L'ascite a complètement disparu ; cependant le ventre est encore tuméfié et sensible à la palpation ; on ne sent plus de frottements péritonéaux. Le foie est encore gros ; le bord inférieur dépasse de trois travers de doigt le rebord costal. L'urine est toujours abondante et claire. L'appétit est excellent et les digestions s'exécutent très bien.

25 novembre 1881. Cette guérison s'est maintenue pendant les neuf mois qui viennent de s'écouler. M. X... a notablement engraissé ; les forces sont tout à fait revenues. Il a cessé toute médication, il ne prend plus qu'un bol de lait le matin, il a d'ailleurs définitivement renoncé à ses anciennes habitudes d'alcoolisme. Le foie est encore augmenté de volume ; le bord inférieur dépasse les côtes d'un à deux travers de doigt. En aucun point de l'abdomen la palpation ne réveille de douleurs. Il n'y a point trace de liquide ascitique. Je ne perçois plus de frottements ; mais la main qui déprime la partie abdominale éprouve une sensation d'empâtement profond et diffus à l'épigastre et autour de l'ombilic. D'ailleurs, le ventre est toujours resté un peu gros, et cette tuméfaction est due à un certain degré de météorisme habituel. On peut attribuer ce météorisme à la parésie des parois intestinales, causée vraisemblablement par les néomembranes de la péritonite. Toutes les fonctions s'exécutent aujourd'hui d'une façon satisfaisante, l'état général est excellent ; aussi M. X... ne doute pas qu'il soit complètement et définitivement guéri, et vraiment, quelques réserves que doivent imposer la gravité et la nature de sa maladie, j'incline à partager son opinion.

OBSERVATION L

MM. TROISIER et SÉAILLES. Communication à la *Société médicale des hôpitaux de Paris*. Séance du 10 décembre 1886.

Je veux vous parler d'un homme âgé de soixante-huit ans, qui offre actuellement toutes les apparences de la santé. Sa constitution est encore vigoureuse et il n'est pas affaibli par l'âge. On ne soupçonnerait guère en le voyant qu'il a présenté tous les symptômes de la cirrhose du foie. Il m'a été adressé par le Dr Séailles qui a pratiqué sur lui dix-huit ponctions abdominales, du 28 janvier 1885 au 5 novembre de la même année : dix-huit ponctions qui ont donné issue à 165 litres 1/2 de liquide.

Voici un tableau indiquant la date des ponctions et la quantité de sérosité extraite :

1re ponction	20 janvier	1885	10 litres.
2e —	20 février	— 6 —	
3e —	7 mars	— 6 —	1/2.
4e —	13 mars	— 7 —	1/2.
5e —	24 mars	— 8 —	1/2.
6e —	5 avril	— 8 —	
7e —	16 avril	— 8 —	
8e —	30 avril	— 6 —	1/2.
9e —	14 mai	— 9 —	
10e —	28 mai	— 8 —	1/2.
11e —	6 juin	— 10 —	
12e —	24 juillet	— 11 —	

13° ponction 11 juillet 1885 10 litres.
14e   —   1er août   — 11 —
15°   —   22 août   — 12 —
16°   —   14 septembre — 12 —
17e   —   8 octobre — 13 —
18°   —   5 novembre — 13 —

La sérosité était limpide, légèrement citrine depuis la première jusqu'à la dernière ponction.

M. le Dr Séailles avait porté le diagnostic de cirrhose du foie, et la marche de la maladie, l'ensemble symptomatique qui reproduisait le type classique de la cirrhose, justifiaient bien ce diagnostic. Pour cette raison l'observation n'a pas été recueillie avec beaucoup de détails ; mais voici quelques renseignements précis, qui permettent de la reconstituer :

M. O... a cessé son travail le 24 décembre 1884. Depuis un mois environ il se sentait malade ; il avait peu d'appétit et il digérait mal ; il s'affaiblissait. Bientôt le ventre augmenta de volume, et les jambes s'œdématièrent. L'ascite s'accrut rapidement, et au bout d'un mois la première ponction donnait 10 litres de liquide. La reproduction du liquide ne tarda pas à se faire et, comme je viens de le dire, on dut renouveler la ponction tous les 15 à 20 jours. Lorsque la ponction était faite, l'œdème des membres inférieurs disparaissait pour quelques jours. M. Séailles a pu constater que le foie débordait les fausses côtes de 4 à 5 centimètres ; le bord antérieur était mince et tranchant, on pouvait le suivre depuis l'hypocondre droit jusque sous les fausses côtes gauches ; le foie était donc un peu plus volumineux qu'à l'état normal.

Chaque ponction amenait du soulagement, mais l'amaigrissement et l'état cachectique s'accentuaient de plus en plus ; on voyait le malade dépérir de jour en jour.

Après la dix-huitième ponction qui fut faite environ onze mois après le début de la maladie, l'ascite se reproduisit comme après les ponctions précédentes, et l'on parlait déjà de faire une dix-neuvième ponction, quand l'urine, qui jusqu'alors était rare, épaisse et rouge, devint claire et abondante ; cette diurèse dura plusieurs jours et s'accompagna d'une résorption rapide de l'épanchement ascitique ; la circonférence de l'abdomen tomba en quelques jours de 114 centimètres à 102. Cependant il resta une certaine quantité de liquide dans les parties déclives de la cavité abdominale ; elle mit plusieurs mois à disparaître tout à fait. En même temps le malade récupérait des forces, il augmentait de poids et recouvrait la santé ; depuis le mois de septembre dernier, il se considère comme absolument rétabli. Son faciès n'indique aucun état cachectique ; l'appétit est bon et il n'a aucun trouble gastro-intestinal ; le ventre est souple sans trace d'ascite, sans dilatation des veines sous-cutanées ; la palpation n'y fait découvrir aucune tumeur. La matité hépatique mesure onze centimètres sur la ligne axillaire et sur la ligne mamillaire ; le bord antérieur du foie, toujours mince et tranchant, déborde les fausses côtes droites de 4 centimètres ; on peut le suivre jusqu'au voisinage des fausses côtes gauches ; sa face antérieure, qu'il est très facile de sentir sous la paroi abdominale, paraît lisse ; le foie reste donc hypertrophié. La rate n'est pas appréciable à la palpation et sa matité ne dépasse pas les dimensions normales. Il n'y a pas d'œdème des pieds. Les battements du cœur ne sont pas altérés. L'urine est d'une coloration normale et d'une quantité régulière.

Il est important de noter que cet homme n'avait jamais été malade antérieurement ; il était très vigoureux et exerçait le métier de forgeron. Très sobre avant la guerre, il avait contracté depuis 1870 l'habitude de prendre le matin deux ou trois petits verres de rhum ; il buvait en moyenne deux litres de vin par jour. Il ne s'enivrait jamais.

A l'époque où la maladie a débuté, il ne présentait aucun des symptômes de l'alcoolisme ; il éprouvait seulement depuis plusieurs années une sensation de pesanteur au creux de l'estomac.

Quand il tomba malade, il cessa de prendre toute boisson alcoolique, et sur le conseil du Dr Séailles, il ne but que du lait. Depuis qu'il est rétabli il n'a pas repris ses habitudes d'autrefois ; il boit aux repas de la bière légère, en petite quantité, et dans l'intervalle des repas, un litre de lait.

OBSERVATION LI

M. le Professeur BOUCHARD, in Bull. Société clinique, 1880.

Une femme entre dans mon service à l'hôpital Lariboisière, le 7 janvier 1880 ; elle a 32 ans. Depuis l'âge de 16 ans, cette femme est domestique chez des marchands de vin ; elle a contracté ainsi des habitudes alcooliques, buvant chaque jour, en moyenne, un ou deux verres d'absinthe et deux à trois litres de vin.

Un an avant son entrée, elle commença à avoir du tremblement, des cauchemars, des pituites le matin. Vers la même époque, quand la journée avait été fatigante, elle observait, le soir, un œdème des membres inférieurs qui avait complètement disparu au réveil. Six mois plus tard, elle ressentait des coliques, les digestions devenaient pénibles, douloureuses, avec éructations, le ventre se tuméfiait et augmentait graduellement de volume.

Lorsqu'elle fut admise à l'hôpital, elle était très amaigrie, avec teinte terreuse de la peau et légère coloration jaune des sclérotiques. Son ventre était considérablement distendu par l'ascite, les veines sous-cutanées abdominales étaient très développées. Le foie difficile à explorer paraissait déborder de deux travers de doigt le rebord costal ; sa matité supérieure n'était pas abaissée. Il y avait une dyspnée qui s'expliquait non seulement par le développement ascitique du ventre, mais aussi par un certain degré de suffusion séreuse dans les deux plèvres, avec submatité, diminution des vibrations dans les deux bases et un point d'égophonie à droite. On entendait des râles bullaires fins dans les deux poumons. Le pouls était fort, régulier, il y avait dédoublement du premier bruit du cœur à la base. Les urines ne contenaient ni sucre, ni albumine, ni peptone ; elles étaient fortement colorées sans pigment biliaire.

Je prescrivis 0 gr. 02 de calomel chaque matin et l'alimentation exclusive par le lait et les œufs. Au bout de quelques jours, sur la demande de la malade on revient au régime ordinaire, mais on maintient l'usage quotidien du calomel.

Jusqu'au 20 mars on n'observa pas d'amélioration sensible. Au bout de quinze jours l'égophonie a disparu et l'on perçoit quelques frottements à la base droite. A différentes reprises, les urines deviennent rares et albumineuses ; elles dépassent rarement 800 c.c. en 24 heures.

14 février 1886. Amygdalite légère qui se résout rapidement.

2 mars. Réapparition de l'épanchement dans les deux plèvres ; œdème des membres inférieurs ; le ventre est plus distendu, sa circonférence au niveau de l'ombilic mesure 117 centimètres.

Le 20. La dyspnée augmentant, on ponctionne l'abdomen et on en retire 22 litres de sérosité citrine.

Immédiatement après on fait l'exploration des organes de la cavité abdominale. Le foie mesure en hauteur sur la ligne mammaire 22 centimètres, sur la ligne axillaire 14 centimètres, sur la ligne médiane 10 centimètres. Son bord inférieur, mousse, dur, présente deux encoches assez profondes. Il dépasse de plus de quatre travers de doigt le rebord costal.

La rate est très volumineuse ; elle mesure 17 centimètres de long et 11 centimètres de large ; elle est dure, résistante, sans inégalité à sa surface ni sur les bords.

28 avril. Trente-quatre jours après la première ponction on est obligé de faire une seconde ponction, qui donne issue à 17 litres de sérosité.

12 juin. Cinquante jours après la seconde ponction, on pratique une troisième ponction qui, par accident, évacue seulement un demi-litre.

A partir de ce moment l'ascite diminue graduellement.

En mars 1887, on retire par une quatrième ponction 5 litres et demi de liquide. Ce fut la dernière ponction et, depuis près de deux ans, l'ascite n'a pas reparu. A diverses reprises, cependant, on a constaté l'œdème des membres inférieurs et la réapparition passagère de l'albumine dans les urines. Les veines sous-cutanées abdominales se sont effacées graduellement ; elles ne sont plus apparentes aujourd'hui. Le foie est un peu rétracté, mais il dépasse encore de deux travers de doigt le rebord costal. La rate reste invariablement la même.

L'arrêt du processus cirrhotique s'est-il fait spontanément ou a-t-il été favorisé par le traitement ? J'incline vers cette dernière supposition, d'autant plus que, dans le cours des neuf dernières années, j'ai vu la cirrhose enrayée ou guérie chez cinq malades qui avaient été soumis à l'usage longtemps prolongé du calomel à petites doses. Chez notre malade ce médicament a été administré constamment à la dose de deux centigrammes par jour, sauf pendant quelques interruptions de trois à six semaines motivées par l'apparition de la gingivite.

J'ai, chez cette malade, recherché à diverses reprises si l'ingestion du sucre provoquerait la glycosurie.

Le 20 janvier 1886, alors que la maladie était encore en croissance, je fais ingérer 100 gr. de sucre après évacuation de la vessie. Une heure après les urines ne renferment pas de sucre ; mais au bout de deux heures elles donnent avec la liqueur de Fehling une réduction abondante.

Le 15 juin 1886, alors que l'amélioration était déjà considérable, on administre à 8 heures, après évacuation de l'urine, 120 gr. de sucre ; les urines de 9 heures ne contiennent pas de sucre; on en trouve en quantité notable à 10 heures, les urines de 11 heures n'en renferment plus.

J'ai cherché si les peptones ingérées passeraient dans les urines. Deux fois j'ai administré d'un coup 20 gr. de peptone sèche et chaque fois la recherche de la peptone dans les urines a donné un résultat négatif. Je n'en conclus pas que le foie était resté capable de transformer la peptone ou que le foie était encore assez perméable pour ne pas obliger cette substance à passer dans la circulation générale par les voies anastomotiques dilatées. Je conclus plus simplement que le tube digestif était resté normal, que son épithélium était encore capable de déshydrater la peptone et de la ramener à l'état d'albumine. Cette recherche ne me semblait pourtant pas superflue, puisque la peptonurie est fréquente dans les maladies du foie.

OBSERVATION LII

H. DE BRUN. *Revue de médecine* du 10 décembre 1888, p. 1015. — *Cirrhose atrophique d'origine alcoolique. — Guérison.*

Le nommé Sail..., 42 ans, vient me consulter le 16 octobre 1885. Il m'apprend que depuis deux mois environ, il a des troubles digestifs pour lesquels il a commencé, il y a un mois (le 11 septembre), un traitement dont les amers et la teinture de scille ont fait la base.

A l'examen, je constatai ce qui suit : l'abdomen est fortement distendu et sonore dans presque toute son étendue, à l'exception des fosses iliaques qui sont le siège d'une matité très appréciable, matité mobile et qui disparaît d'un côté si l'on fait coucher le malade sur le côté opposé. Pas de sensation de fluctuation. Les veines abdominales sont modérément dilatées. Le foie est très légèrement douloureux à la pression ; il n'est le siège d'aucune douleur spontanée. Son bord inférieur ne dépasse pas le rebord des fausses côtes. Sa matité mesure 8 cent. sur la ligne mamelonnaire et 7 1/2 sur la ligne axillaire. Son volume paraît donc un peu diminué. Pas d'augmentation de volume de la rate.

Le malade se plaint surtout d'une sensation de pesanteur occupant les flancs et l'hypogastre, sensation qui est augmentée par la marche et qui devient douloureuse pendant le travail de la digestion. Au reste, la palpation et la percussion de l'abdomen sont bien supportées et ne provoquent aucune douleur. Quelques crampes d'estomac. Les digestions sont pénibles et lentes. Pendant plusieurs heures le malade sent les aliments lui peser comme un corps étranger dans l'estomac. Coliques fréquentes. Quelques indigestions. Diminution de l'appétit. Constipation. Léger tremblement de la langue. Tremblement vertical des mains peu accentué. Insomnies. Rien au cœur ni au poumon.

Les urines sont rares, épaisses, d'une couleur rouge brique et laissent déposer sur les parois du vase une grande quantité d'urates. Pas d'albumine.

Le malade est un buveur de profession, et il ne s'en cache pas. Le vermouth, l'absinthe, les préparations alcooliques amères récemment lancées dans la circulation sont ses apéritifs habituels et il en consomme depuis longtemps de grandes quantités. Il boit, en outre, plusieurs litres de vin par jour à ses repas et en dehors de ses repas. Il a l'habitude de boire du vin blanc, le matin, à jeun. Enfin, il consomme journellement plusieurs verres d'arak, liqueur fermentée du pays dans laquelle l'alcool entre dans la proportion de 38 à 56 p. 100. Fabricant et marchand de vins, il est, comme il le dit, un de ses clients les plus sérieux.

Rien de particulier à noter dans les antécédents. Pas de syphilis. Le malade n'a jamais eu aucune manifestation palustre, je l'ai interrogé et examiné très minutieusement sur ce point.

Pendant toute la seconde quinzaine du mois d'octobre, les symptômes précédemment décrits allèrent en augmentant.

8 novembre. La sensation de flot était très nette et la matité, toujours mobile, décrivait une courbe à concavité supérieure dont la partie médiane se trouvait à deux travers de doigt au-dessous de l'ombilic. Au-dessus de la zone mate, sonorité exagérée et distension considérable des anses intestinales. En même temps, les veines sous-cutanées abdominales prenaient un développement exagéré. De grosses dilatations veineuses, partant de l'ombilic, recouvraient l'abdomen d'un lacis à larges mailles dans lequel il était facile de constater que la circulation s'effectuait de haut en bas.

Pendant le mois de novembre, l'épanchement augmente progressivement et rapidement. La dyspnée s'établit et va croissant. L'inappétence augmente, les digestions deviennent extrêmement laborieuses. Le malade maigrit énormément. L'abdomen considérablement distendu, s'étale latéralement à la façon du ventre des batraciens ; il est sillonné de vergetures. Absence complète de douleur vraie, simple sensation de tension et de pesanteur.

5 décembre. Une ponction est absolument nécessaire ; elle donne issue à 11 litres d'un liquide citrin, séreux, dépourvu de fibrine.

Pendant les premiers jours qui suivirent la ponction, le malade fut très soulagé, mais bientôt les accidents se produisirent de nouveau et, le 30 décembre (25 jours après la première ponction), je fus obligé de pratiquer une seconde ponction, qui nous donna 14 litres de liquide semblable à celui de la première évacuation.

Le soulagement fut de courte durée. Le 3 janvier, l'épanchement s'était en partie reproduit, et il augmenta rapidement les jours suivants. En même temps, la faiblesse devenait extrême et l'amaigrissement excessif. Le malade, incapable de se lever et de marcher, la voix presque éteinte, absolument décharné, avait un aspect squelettique. Sur la face, proéminaient les saillies osseuses sur lesquelles la peau était fixée, sèche et parcheminée, plaquée, au niveau des pommettes, de taches violacées. Cet amaigrissement peu commun semblait rendre plus saillants les yeux animés et brillants.

Sur tout le corps, la peau sèche et jaunâtre était ridée. Les membres étaient devenus extrêmement grêles. La poitrine était décharnée, les pectoraux amincis laissaient voir les espaces intercostaux. Seul, le ventre, volumineux et étalé, faisait contraste avec le reste du corps.

C'est dans ces conditions, et pour que le malade (chez lequel je craignais d'un instant à l'autre une terminaison fatale) pût être suivi de plus près, que je le fis transporter dans mon service, à l'hôpital Français, le 19 janvier 1886.

Il semblait être, à ce moment, arrivé au dernier degré d'émaciation compatible avec l'existence. Bien que la quantité du liquide ascitique égalât ou dépassât même la quantité obtenue à la dernière ponction et pût être évaluée à 15 ou 16 litres, j'hésitai à faire une troisième paracentèse, craignant de provoquer une syncope peut-être mortelle, et j'attendis une indication d'urgence.

Pendant les premiers jours qui suivirent l'admission du malade à l'hôpital, aucun incident ne survint ; l'appétit même parut se relever et l'urine devint plus claire et plus abondante.

24 janvier. Il me sembla que le ventre était moins étalé.

Le 26. Il me parut évident que la quantité de liquide épanché avait diminué.

Dès lors, cette diminution fut rapide. Le 30 janvier, l'épanchement (dont la limite supérieure dépassait de beaucoup la cicatrice ombilicale au moment de l'admission du malade à l'hôpital) descendait à deux travers de doigt au-dessous de l'ombilic.

6 février. On ne constatait plus qu'une légère matité au-dessus du pubis et dans les fosses iliaques.

Le 8. Les fosses iliaques seules étaient encore un peu mates.

Le 10. Disparition complète de toute trace d'épanchement.

Pendant la résorption du liquide ascitique, les forces du malade revinrent avec une rapidité extrême. Sa physionomie changea complètement. Bien que son appétit fût très modéré, il engraissa, on peut le dire, à vue d'œil. Chaque jour, il nous apparaissait en quelque sorte transformé. La quantité d'urines rendue dans les vingt-quatre heures oscilla entre 1,500 et 1,800 grammes.

Du 25 janvier au 8 février j'y constatai des traces d'albumine. Les dilatations veineuses abdominales s'effacèrent rapidement.

11 février. Le malade se lève.

Le 13. Il peut se promener.

Le 15. Il sort de l'hôpital absolument guéri.

Pendant toute la durée de cette affection, le traitement a peu varié. Jusqu'au moment de son entrée à l'hôpital, le malade a pris de faibles doses d'iodure de potassium, des toniques et des diurétiques (scille, digitale, chiendent). Il a bu du lait le plus possible (1 à 2 litres par jour).

Depuis le jour de son entrée à l'hôpital, je lui ai administré 0,50 centigr. de caféine par jour et l'ai tenu au régime lacté mixte. Je doute fort que cette thérapeutique, en quelque sorte banale, ait suffi à produire la guérison. Celle-ci n'est-elle pas plutôt la conséquence d'une évolution malheureusement trop rare de la cirrhose atrophique ?

J'ajouterai que la guérison est complète et qu'elle est durable. Voilà près de trois ans que le malade est sorti de l'hôpital ; je n'ai pas voulu publier cette observation plus tôt, afin qu'elle reçût la sanction du temps. Depuis sa sortie, le malade a repris ses occupations. Je le vois assez souvent, il ne s'est jamais mieux porté.

OBSERVATION LIII

M. MILLARD. Communication à la *Société médicale des hôpitaux*, 23 novembre 1888, p. 478. — *Hépatite alcoolique avec ascite. — Six ponctions. — Régime lacté prolongé. — Diurétiques, purgatifs. — Pas d'iodure de potassium. — Guérison depuis seize mois.*

M. X..., marchand de vieux métaux, 55 ans, de constitution très robuste, n'ayant jamais eu de maladie antérieure, reconnaît avoir, pendant des années, fait des excès journaliers de boisson : entraîné par son genre de commerce, à boire force *canons* chez les débitants, il buvait presque exclusivement du vin, la valeur de quatre à cinq bouteilles par jour. Il était souvent surexcité, mais rarement en état d'ivresse. Depuis plusieurs années, il était devenu dyspeptique, perdait l'appétit, avait du dégoût pour la viande, des pituites matinales, des aigreurs, quelquefois des vomissements alimentaires et bilieux, et de la diarrhée avec un flux hémorrhoïdal.

En juillet 1886, il commence à maigrir, en même temps que le ventre se développe. En août, pour la première fois de sa vie, il consulte un médecin, le Dr R..., qui constate de l'ascite symptomatique de cirrhose alcoolique, prescrit le vin anti-hydropique de Bouyer, des purgatifs et des diurétiques, l'abstinence de vin et le régime lacté. Les urines qui étaient devenues rares, reparaissent d'abord avec une certaine abondance ; mais le régime lacté est suivi irrégulièrement, et l'ascite fait de tels progrès qu'au commencement d'octobre le Dr R... juge la ponction nécessaire et est obligé de la renouveler trois fois en l'espace d'un mois et demi :

8 octobre. Première ponction, 18 litres.

Le 23. Deuxième ponction, 18 litres.

15 novembre. Troisième ponction, 18 litres.

Le 21 novembre au soir, six jours après, je suis appelé en consultation. Le diagnostic de cirrhose alcoolique n'est que trop évident. Ascite énorme, liquide se déplaçant facilement, dilatation des veines sous-cutanées, foie volumineux mais difficile à délimiter, rate *idem*, pas d'albuminurie, pas d'affection cardiaque, ni syphilis, ni impaludisme antérieur, pas de complication pleuro-pulmonaire, mais grande dyspnée, langue sale, soif, perte absolue d'appétit, etc. L'état était des plus critiques, et le malade me paraissait menacé à bref délai. Cependant nous arrêtâmes, avec le Dr R..., le traitement suivant :

1° Faire la paracentèse le plus tôt possible ;

2° Les jours suivants, faire prendre dans les 24 heures la potion diurétique aux baies de genièvre ;

3° Deux fois par semaine, purgation avec 15 grammes d'eau-de-vie allemande ;

4° Régime lacté exclusif (suppression absolue du vin et des boissons fermen-tées).

Quand je quittai le malade, je ne pensais plus le revoir. Je n'en avais pas eu de nouvelles de tout l'hiver, quand j'eus la surprise et la satisfaction de le voir se présenter dans mon cabinet cinq mois plus tard, le 16 avril 1887. J'avoue que je ne le reconnus pas, tant il était amélioré, il avait subi trois nouvelles ponctions :

23 novembre 1886. Quatrième ponction, 18 litres ;

19 décembre. Cinquième ponction, 18 litres ;

16 janvier. Sixième et dernière ponction, 12 litres.

De sorte que, en moins de quatre mois, on lui avait extrait, en six fois, la quantité énorme de 102 litres de liquide. Avec une docilité scrupuleuse trop rare, il n'avait, depuis cinq mois, manqué un seul jour de suivre son traitement, et il l'avait supporté à merveille. Les urines avaient pris leurs cours et restaient limpides et abondantes ; l'enflure du ventre avait beaucoup diminué. Quoique fort amaigri, M. X... se sentait plus fort, avait meilleure mine, et commençait à faire de petites sorties depuis la fin de mars. Malgré ces apparences, je constatai que : 1° le foie était encore très tuméfié et rénitent, et débordait de plusieurs travers de doigt ; et 2° l'ascite était loin d'avoir disparu. J'évaluai approximati-vement à 2 ou 3 litres la quantité du liquide, et je priai M. X... de continuer encore sans modification un traitement qui lui réussissait aussi bien. Je réduisis seulement les purgations à une par semaine, toujours avec 15 grammes d'eau-de-vie allemande, et je conseillai d'ajouter au lait, seule nourriture du malade, un peu d'eau de Vichy (Hauterive).

Le 12 juillet 1887, je le revis pour la troisième fois dans mon cabinet. L'amé-lioration a fait de nouveaux progrès sous le rapport de la mine et des forces, mais je constate pourtant encore que l'ascite n'a pas tout à fait disparu. Devant cette persistance, je crois devoir changer un peu les diurétiques et les purgatifs. Je conseille : macération de feuilles de digitale (20 centigrammes dans 125 gram-mes d'eau froide) à prendre dans les vingt-quatre heures pendant dix jours ; cesser pendant une semaine, y revenir pendant dix jours, et ainsi de suite. Pen-dant la semaine de repos, prendre chaque jour 2 grammes de sel de nitre dans de la tisane de pariétaire sucrée avec le sirop des cinq racines. Prendre le soir, tous les trois jours, deux pilules hydragogues du Codex. Continuer encore le régime lacté exclusif.

M. X... n'était plus revenu me consulter depuis. C'est par d'autres malades qu'il m'avait adressés, que j'ai su qu'il avait recouvré absolument la santé et repris toutes ses occupations, mais non ses funestes habitudes.

Désireux de me rendre compte de son état après un intervalle de seize mois, je l'ai prié de venir me voir, et, le 9 novembre dernier, il me raconte qu'il a toujours continué, depuis le 12 juillet 1887 jusqu'à ce jour, à faire usage des derniers diurétiques (digitale et sel de nitre), qu'après deux ou trois mois il a renoncé aux pilules hydragogues, qui le dérangeaient dans la journée, pour reve-venir à l'eau-de-vie allemande ; mais il n'en fait plus usage qu'une fois par mois.

Il n'a abandonné le régime lacté exclusif qu'en septembre 1887 ; il s'est mis graduellement à manger de tout, mais il continue à ne boire que du lait pur ou coupé d'eau de Vichy. Depuis deux ans, il n'a pas bu une goutte de vin ni d'autre boisson fermentée. Chez les marchands de vin où l'appelle son commerce, et où on l'a fait surveiller, il ne prend plus que de l'eau gommée. Il a bon appétit et digère facilement ; il n'a plus de pituites, ni de diarrhée, ni de flux hémorrhoïdal ; il a retrouvé l'embonpoint qu'il avait à l'âge de 40 ans, 86 kilogrammes ; au mois de mars 1887, son poids avait été réduit à 50 kilogrammes, il a donc regagné 36 kilogrammes. Il trouve que son ventre est revenu à son état naturel. Mais je constate, au contraire, qu'il reste encore développé ; que le foie déborde toujours sensiblement les fausses côtes ; qu'il y a une petite hernie ombilicale et un certain écartement de la ligne blanche ; la rate n'est pas possible à délimiter. Je conseille à M. X... de persévérer encore très longtemps dans l'usage du lait aux repas et dans l'abstinence absolue du vin et des boissons alcooliques, mais de cesser tout remède.

OBSERVATION LIV

M. MILLARD. Communication à la *Société médicale des hôpitaux*, 23 novembre 1888, p. 481. — *Hépatite alcoolique avec ascite. — Une ponction. — Régime lacté, diurétiques et purgatifs. — Pas d'iodure de potassium. — Guérison depuis 4 mois.*

M. X..., architecte vérificateur, 44 ans, malformation congénitale de la main droite (syndactylie), très bien constitué, de bonne santé, n'a jamais eu ni rhumatisme, ni palpitations, ni syphilis, ni fièvre intermittente, ni aucune autre maladie. Il a beaucoup travaillé et s'est particulièrement fatigué l'hiver dernier. Depuis l'âge de 20 ans il a l'habitude de boire environ 2 bouteilles de vin par jour aux repas ; il prend en outre du cognac dans son café à midi, et chaque soir comme apéritif, deux cuillerées d'absinthe dans de l'eau sucrée. Il y a quatre ou cinq ans, il a fait une grande consommation de bière. Il ne s'est, pour ainsi dire, jamais enivré, une ou deux fois au plus et très légèrement, en l'espace de dix ans. Il a toujours eu bon appétit et des digestions parfaites, n'a jamais vomi d'aliments ; il avait parfois des pituites matinales et assez rarement un flux hémorrhoïdal. Depuis un an et demi environ, sa santé n'était plus aussi satisfaisante, lorsque, en février 1888, il fut pris de diarrhée assez répétée, et, en mars, le ventre se mit à enfler, sans douleurs ni coliques, et atteignit assez vite de grandes dimensions, pendant que le visage s'allongeait et maigrissait et prenait une teinte jaunâtre. Les membres supérieurs et le buste subissaient aussi une émaciation marquée ; les membres inférieurs ne tardèrent pas à enfler, mais bien après le ventre.

Le 16 avril, il consulte son médecin qui inscrit le diagnostic suivant : *Hépatite chronique, ascite considérable,* et prescrit : limonade magnésienne 50 grammes ; iodure de potassium, 2 grammes par jour ; vésicatoire volant sur le foie, eau de Vichy (source Mesdames), régime lacté exclusif et suppression absolue du tabac et de l'alcool.

Le 22 avril, on est obligé de pratiquer la ponction qui donne issue à 10 litres de liquide clair ; après la guérison du vésicatoire, on applique des pointes de feu (environ 200) sur la région du foie ; on prescrit, outre l'iodure, du vin diurétique de Trousseau (quatre cuillerées par jour) et de la liqueur de Pearson, cinq gouttes matin et soir dans le *vin* (sic) de chaque repas, et quatre jours plus tard, un mélange à parties égales des *vins* de Trousseau et de la Charité, et du *vin* de quinquina un petit verre après les repas. Ces dernières prescriptions, datées des 7 et 11 mai, semblent indiquer que le malade va s'affaiblissant et que l'épanchement ascitique se reproduit rapidement.

17 mai (première consultation). — M. X..., fatigué de toutes ces drogues et un peu découragé, vint me consulter sur l'indication d'un camarade qui a entendu parler de la guérison de notre premier malade, le marchand de vieux métaux.

Je confirme le diagnostic de cirrhose alcoolique qui est des plus clairs et constate : ascite considérable, foie volumineux mais difficile à délimiter, rate hypertrophiée, urine légèrement albumineuse, cœur et organes respiratoires normaux, visage amaigri, tiré, contrastant avec l'énorme saillie de l'abdomen qui donne au malade l'attitude de la grossesse à terme.

Je prescris le même traitement qu'aux deux précédents malades : régime lacté exclusif, suppression absolue de toute espèce de vin, *même médicamenteux*, de liqueur, de cidre ou de bière, potion quotidienne aux baies de genièvre, purgation hebdomadaire avec l'eau-de-vie allemande ; si la sécrétion urinaire tarde à s'établir et si le ventre ne diminue pas, faire renouveler la ponction et recommencer ensuite le traitement.

2 juin (deuxième consultation). — Le malade est déjà très amélioré, les urines sont abondantes, l'ascite a diminué sensiblement ; le lait est parfaitement supporté. Je permets des soupes et potages au lait, du fromage à la crème, mais je recommande la même médication encore pendant trois semaines.

23 juin (troisième consultation). — Je note une amélioration encore plus accentuée ; foie et rate très diminués de volume et disparition presque complète de l'ascite. L'appétit se réveille, le malade sent ses forces revenir, a repris courage. Je diminue la rigueur du traitement de la façon suivante : potion diurétique tous les deux jours seulement, purgations plus espacées, de dix en dix jours, avec 15 grammes d'eau-de-vie allemande, réduire à 2 litres la dose quotidienne du lait, le couper aux repas avec de l'eau de Saint-Galmier (un tiers), et enfin associer au lait quelques aliments légers (tels que œufs, beurre, croûte de pain, poisson, légumes frais, fruits cuits ou très mûrs), mais abstinence totale de boissons fermentées.

28 juillet (quatrième consultation). — Nouveaux progrès ; la rate n'est presque plus gonflée, le foie déborde beaucoup moins et l'ascite, presque nulle, peut être évaluée à 1 litre au plus ; la guérison me paraît assurée et prochaine, si le malade, qui est fort intelligent, continue de suivre scrupuleusement mes conseils. Je supprime toute potion diurétique, je recommande une purgation tous les quinze

jours seulement, et je permets d'ajouter au régime un peu de viande rôtie, de la volaille, etc., en continuant toutefois l'usage du lait aux repas.

27 octobre (cinquième consultation). — M. X... vient me revoir ; il est transformé, il a repris son teint, son embonpoint et son activité d'autrefois. Ses forces sont tout à fait revenues, et il a même recouvré depuis le mois d'avril ses facultés génésiques, ce critérium de la convalescence. Il suit le régime de tout le monde, mais continue à boire aux repas du lait coupé d'eau de Saint-Galmier et à s'abstenir jusqu'à nouvel ordre de toute boisson alcoolique.

Son ventre ne contient plus une goutte de liquide, la rate est rentrée dans ses limites normales ; mais il n'en est pas de même du foie qui déborde encore un peu à gauche de la ligne médiane dans une étendue de 5 à 6 centimètres. C'est le seul vestige appréciable laissé par la maladie.

OBSERVATION LV

M. DUHAMEL. In *Gazette médicale de Strasbourg*. — *Guérison spontanée d'une anasarque consécutive à une cirrhose alcoolique.*

En mars 1886 entre à l'hôpital d'Obernay un homme de 57 ans, atteint d'hypertrophie du foie, avec ascite et œdème des extrémités inférieures.

Les fonctions digestives s'accomplissent normalement chez lui, et jusqu'au dernier moment il a pu travailler comme journalier. Il a fait deux congés dans la cavalerie et pendant ces quatorze ans il s'est un peu adonné à la boisson, surtout à l'eau-de-vie, dont il a encore fréquemment abusé depuis.

Pendant deux mois, divers moyens furent tentés pour combattre l'hydropisie, mais sans succès, et vers la fin d'avril il fallut ponctionner l'abdomen et donner issue à 13 ou 14 litres d'un liquide limpide, citrin. Ce liquide se reproduisit vite ; dès le dixième jour, la deuxième ponction était nécessaire, et à partir de ce moment les ponctions furent renouvelées avec un intervalle maximum de trois à quatre semaines, mais quelquefois de huit jours seulement.

Le 2 février 1888 l'état général du patient était à peu près le même, peut-être même meilleur qu'à l'entrée, grâce à l'intégrité des fonctions digestives, et cependant je faisais ce jour la cinquante-troisième ponction. Durant l'opération le malade demanda si cette eau, qui sort de lui, n'est pas nuisible, parce qu'il croit qu'il guérirait en en buvant ! Il lui fut répondu que cette boisson ne serait peut-être pas nuisible, mais qu'en tout cas elle est peu ragoûtante ; malgré cela, à peine l'opération terminée, le malade prit du baquet environ 200 grammes du liquide, qu'il avala. Il n'en fut pas incommodé du tout.

L'épanchement ne s'est pas reproduit ! et le malade quitta l'hôpital après cinq ou six semaines.

Le malade a été revu récemment (1889). Son foie est encore gros ; le ventre un peu ballonné, avec un léger épanchement ; mais il n'y a plus d'œdème des extrémités inférieures, et cet homme travaille toute la journée à des travaux légers.

Observation LVI

Jeanjean, cité par Chrétien, dans les *Archives générales de médecine,* t. XXVII, 1831, p. 487. — *Ascite provenant d'une phlegmasie chronique du péritoine : diète lactée, guérison. — Retour de la congestion séreuse par l'inobservation de l'emploi du lait pendant vingt jours ; diète lactée. — Suspension de cette médication à cause d'une forte diarrhée ; emploi de la décoction de grains de café non torréfiés ; guérison au bout d'un mois.*

M. B..., âgé de 36 ans, d'une forte complexion, d'un tempérament bilioso-sanguin, avait été sujet dans son enfance à des vomissements de sang qu'on faisait disparaître par l'usage des vermifuges. Il n'éprouva depuis l'époque de la puberté que quelques accès de fièvre très légers et de courte durée.

Malgré l'*abus du vin* et des *liqueurs alcooliques* il jouissait d'une bonne santé, lorsque le 10 juin 1828, après avoir essuyé pendant douze heures une forte pluie, il fut atteint d'une dysenterie violente qu'il garda jusqu'à la fin de juillet sans faire aucun remède : ceux qu'il mit en usage dans les premiers quinze jours du mois d'août n'ayant pas amélioré son état, il vint demander mes conseils. Je prescrivis la décoction blanche de Sydenham, avec addition, sur chaque pinte, de dix-huit gouttes de laudanum liquide. Deux jours de l'emploi de cette boisson suffirent pour arrêter les déjections, mais la faiblesse du malade fut telle, qu'il ne put se rendre chez moi qu'avec la plus grande peine, quoique depuis plusieurs jours les évacuations alvines eussent cessé.

Je fus frappé de son état. Le ventre était météorisé, douloureux à la moindre pression, surtout vers la région du foie.

La fièvre se faisait sentir. L'estomac ne pouvait supporter aucun aliment. L'émaciation était effrayante, la figure décomposée. La conjonctive était teinte en jaune ; la peau présentait la même couleur, et était de plus brûlante et sèche.

La rougeur et l'aridité de la langue se faisaient remarquer. Le malade avait une soif ardente. Les urines très rouges et peu abondantes étaient rendues avec difficulté.

La réunion de tout ces phénomènes ne me laissant aucun doute sur une inflammation chronique de tous les viscères contenus dans l'abdomen et du foie principalement, je prescrivis une diète rigoureuse, l'eau de riz édulcorée avec le sirop de gomme, des crèmes de riz alternées avec du bouillon de viande très léger.

1er septembre, la fièvre avait cessé ; l'appétit se faisait sentir. J'ordonnai du bouillon plus nourrissant et à des intervalles plus courts. La douleur à l'hypocondre droit avait disparu, mais l'abdomen était encore un peu boursouflé, l'ictère plus prononcé. Les urines plus rares, presque noires, teignaient fortement le linge en jaune.

Quoique l'état fût moins fâcheux que celui que j'ai dépeint plus haut, j'insistai pour qu'on ne changeât pas de régime. M. B..., se trouvant mieux et oubliant mes avis, se livra à son appétit.

Le 20. Le ventre n'était plus douloureux, mais il était très volumineux, et il était permis d'évaluer sans exagération, à quinze pintes, le liquide qu'il contenait.

M. B.., fut mis à l'usage du petit lait, à un régime doux, et aux crèmes de salep le soir. Le 3 octobre, la fièvre reparut, l'appétit manqua, l'estomac se refusa à tout aliment, et le petit lait était pris avec répugnance.

Le ventre était plus distendu, les urines coulaient à peine, la soif était inextinguible, et la respiration très gênée.

Je venais d'avoir récemment un exemple de guérison radicale d'une hydropisie ascite aiguë, suite d'une inflammation des viscères abdominaux par répercussion ou métastase d'un rhumatisme articulaire, guérison produite très promptement par le seul usage de la diète lactée proposée par M. Chrétien, appelé en consultation. Je me décidai pour le même moyen. Je fis administrer dans vingt-quatre heures et par petites doses, une pinte de lait de vache, cru, et à la température de l'appartement, toute autre boisson et tout autre aliment étant interdits. Le lait ayant bien passé, la dose du lendemain fut augmentée d'un quart de pinte. Même augmentation eut lieu le surlendemain. Le malade eut un dévoiement qui, dans l'espace de vingt-quatre heures, le fit aller plus de cinquante fois à la selle, où il rendit une quantité considérable de matières bilieuses ainsi que la partie caséeuse du lait, moulée. L'emploi du lait fut suspendu pour deux jours seulement, les évacuations alvines ayant cessé, mais repris après à la dose d'une pinte. Nul accident n'ayant paru, la dose fut augmentée par demi-pinte, et successivement portée à trois pintes qu'on n'augmente plus. Le cours des selles étant devenu régulier, celui des urines fut plus abondant. L'ictère disparut peu à peu, le ventre diminua considérablement ; au point que, exploré le 20 octobre, il n'offrit pas la moindre trace d'épanchement : nulle douleur ne se fit plus sentir, et tous les viscères, sans en excepter le foie, parurent être dans le meilleur état. J'engageai fortement le malade à continuer encore pendant longtemps le régime dont il avait autant à se louer ; mais il oublia le bien qu'il en avait retiré et reprit bientôt sans le moindre ménagement ses habitudes de santé pour le manger et le boire.

A peine se fut-il écoulé une vingtaine de jours qu'un nouvel épanchement dans la cavité abdominale se manifesta.

Le malade, sans me consulter, se remit vite au lait, qu'une forte diarrhée fit abandonner presque aussitôt. Je fus appelé (ce fut le 29 novembre). J'évaluai la quantité de liquide contenu à vingt litres au moins. Je prescrivis l'eau de riz gommée, les purées de lentilles, et bientôt le dévoiement fut arrêté. Il était raisonnable, d'après ce qui s'était passé lors de la première diarrhée, de revenir au lait ; il fut employé de nouveau, mais l'estomac ne put pas le supporter, et il fallut recourir à d'autres moyens. Douze grains de digitale pourprée macérée dans la salive, sont frictionnés matin et soir sur la face interne des cuisses et des jambes. A l'eau de riz, qui servait de boisson ordinaire, on ajouta l'acétate de potasse (12 grains par pinte) ; mais les urines ne coulent presque plus. Une petite toux sèche survient. L'infiltration des extrémités inférieures et supérieures se déclara. La suffocation est imminente. Des pilules de digitale et d'asa-

— 145 —

fœtida sont administrées, et quoiqu'elles le soient avec prudence, elles ne
servent qu'à aggraver l'état de M. B.... Je fais suspendre tout remède, le 6 décembre. A mon insu, le malade prend une tisane faite avec les cloportes et la
racine de pariétaire, mais sans résultat.

Le 12. Je me serais décidé à pratiquer la paracentèse, si je n'avais voulu essayer
la décoction des grains de café non torréfiés. Je l'avais vue agir comme puissant
diurétique, chez un de mes amis à qui M. Chrétien l'avait prescrite dans l'inten-
tion de pousser les urines. Comme j'en avais étudié les effets, je m'étais assuré
qu'elle ne fatiguait point l'estomac, qu'elle excitait au contraire les fonctions
digestives, donnait du ton aux organes, et qu'elle relevait puissamment les forces
générales.

Je prescrivis en conséquence une décoction faite avec quarante grains de café
vert de première qualité, dans une pinte d'eau de fontaine. L'ébullition eut lieu
à gros bouillons pendant deux heures, et pendant six on laissa le café en macération.

Au cinquième jour d'usage de cette décoction, prise chaque jour à la dose
d'une pinte et demi de colature, le malade eut une évacuation abondante d'urines bourbeuses, de même qu'une légère moiteur aux cuisses. Au dixième, les
urines coulant facilement et en plus grande quantité, furent beaucoup plus chargées. La moiteur devint générale, l'infiltration des extrémités, tant inférieures
que supérieures, commença à diminuer. Le quinzième jour fut marqué par un
flux considérable d'urines infiniment moins chargées que les précédentes, mais
très mousseuses. Des sueurs copieuses et générales accompagnèrent la crise qui
s'opérait par les voies urinaires : dès lors, l'appétit, qui avait été languissant, se fit
vivement sentir. De bons consommés, des gelées de viande, du rôti et de bons vins
vieux pris avec modération, servirent à soutenir et à relever les forces épuisées.

Au vingt-cinquième jour, on ne découvrit plus de liquide dans le bas-ventre
et les extrémités eurent repris leur volume normal. Quoique tout annonçât une
guérison complète, j'exigeai que le moyen qui l'avait procurée fût continué encore pendant un mois. Comme l'emploi de la décoction était accompagné d'une
nourriture substantielle et d'un régime qui plaisait infiniment au malade, celui-ci
le suivit avec exactitude, et au terme fixé il eut recouvré une santé excellente
qui ne s'est point démentie depuis plus de deux ans.

P. S. — Hors la diarrhée dont il a été fait mention durant l'un et l'autre traitement, les selles furent assez régulières.

OBSERVATION LVII

M. COYNE (de Bordeaux). Communiquée à la *Société médicale des hôpitaux*,
14 décembre 1888, p. 406. — *Gastrite et hépatite chroniques, d'origine
alcoolique. — Ascite. — Amaigrissement. — Disparition des accidents par le régime lacté suivi pendant 2 ans. — Persistance de la
guérison 4 ans après.*

M. N..., propriétaire à la Teste, 51 ans, cultive les huitres et vit parmi les
marins. Depuis de nombreuses années il a contracté des habitudes d'intempé-

rance, buvant des liquides alcooliques, surtout du bitter avec de l'eau-de-vie avant et après chaque repas, en grande quantité, sans cependant arriver jamais jusqu'à l'ivresse manifeste.

Au commencement de 1881, la santé de N..., qui jusqu'alors avait été florissante commence à s'altérer. Déjà le malade éprouvait des douleurs vives à l'épigastre après les repas ; ces douleurs étaient spontanées et réveillées par la pression, de sorte qu'il ne pouvait supporter la moindre constriction produite par les vêtements ; en même temps troubles gastriques, pituites le matin, amaigrissement, et perte de l'appétit. Vers le milieu de l'année, ces phénomènes s'aggravent ; des hémorrhoïdes apparaissent, qui donnent lieu à des flux sanguins abondants et répétés.

Vers la fin de l'année tous ces phénomènes sont encore plus accentués, et un peu d'ascite apparaît.

C'est à cette époque que je le vis pour la première fois ; le foie était volumineux et douloureux à la pression, dépassant le rebord des fausses côtes d'environ 2 travers de doigt ; l'ascite remontait jusqu'aux crêtes iliaques. Il n'y avait pas d'ictère. Le diagnostic porté fut celui de cirrhose avec congestion du foie.

Les phénomènes ascitiques se prononcèrent de plus en plus, l'épanchement augmenta, les crises hémorrhoïdaires devinrent plus fréquentes et plus longues. Le malade accepte dans les premiers jours de 1882 le régime lacté absolu, depuis quelques semaines il avait déjà consenti à se priver de boissons alcooliques.

Le régime est bien supporté, le malade absorbe 3 à 5 litres de lait par jour, il continue à s'occuper de ses affaires. Sous l'influence de ce régime l'ascite diminue lentement mais progressivement ; pendant deux ans entiers le malade reste fidèle au régime lacté absolu.

Il vint me revoir en janvier 1884. L'ascite avait entièrement disparu, le foie ne débordait plus les fausses côtes ; les douleurs spontanées ou provoquées dans la région hépatique et épigastrique ont également disparu, ainsi que les crises hémorrhoïdaires ; l'embonpoint est revenu. J'autorise le malade à abandonner de temps en temps le régime lacté ; il en résulte des écarts de régime, la surveillance de la famille devenant moins stricte, qui réveillent les douleurs spontanées dans le foie et les régions avoisinantes de la cavité abdominale ; mais elles disparaissent rapidement avec le régime lacté.

J'ai vu le malade en octobre 1888, il est bien portant, un peu obèse, mais ne présente aucun trouble gastro-hépatique ; il ne fait plus le moindre excès alcoolique, et se soumet de temps en temps au régime lacté.

OBSERVATION LVIII

Inédite, due à l'obligeance de M. LANCEREAUX. — *Cirrhose alcoolique.
— Iodure de potassium. Lait. Bains.*

Lacombe, Eugène, âgé de 40 ans, parisien, serrurier, entre le 28 juillet 1887 pour de l'ascite, dans le service de M. Lancereaux, à l'établissement du Perpétuel-Secours.

Ce malade ne présente pas d'antécédents morbides héréditaires ni personnels. Il dit seulement qu'il tousse l'hiver depuis deux ans. Il a perdu un frère de pneumonie à l'âge de 38 ans.

Ce malade a l'habitude depuis 1870 de prendre un verre d'eau-de-vie le matin à jeun. Il prenait une dose quotidienne de vin d'environ un litre et demi.

Depuis quelques mois il a un peu maigri, pâli et ses forces ont diminué.

Les signes d'intoxication alcoolique qu'il présente ne sont pas très accusés. Tremblement de la langue et des lèvres quand il parle ; regard assuré, pas d'acné ; hyperesthésie cutanée généralisée ; les doigts écartés tremblent sensiblement ; réflexes plantaires et rotuliens légèrement exagérés ; sommeil court, entrecoupé de rêves professionnels. Pas de cauchemars ni de réveils en sursaut ; très peu de rêves terrifiants. Pituites minimes le matin au réveil.

Du côté du système digestif on note de l'anorexie, du météorisme, quelques vomissements plutôt bilieux, rares.

L'auscultation ne révèle rien d'anormal dans le cœur ni dans les poumons. Submatité légère dans la fosse sus-épineuse droite.

Au mois de mars dernier le malade a remarqué que son ventre augmentait de volume, et sa marche était gênée par une sensation de pesanteur abdominale. On ne note aucun symptôme fonctionnel concomitant, ni douleur proprement dite, ni alternatives de diarrhée et de constipation.

Aujourd'hui la région hépatique est douloureuse à la pression sans que le foie paraisse augmenté de volume.

Sa limite supérieure est à deux travers de doigt au-dessous du mamelon, sa limite inférieure à un travers de doigt au-dessous des fausses côtes. Sa hauteur mesurée sur la ligne mamelonnaire est de 17 centimètres.

La rate, augmentée de volume, mesure 18 centimètres dans son diamètre maximum.

La cavité abdominale contient une quantité modérée de liquide. Élargissement des flancs. Sensation de flot. Matité dans les fosses iliaques se déplaçant avec l'attitude du malade.

En 24 heures un litre et demi d'urine acide, de densité 1018, ne contenant ni sucre ni albumine.

Le malade est mis au régime lacté intégral et à l'iodure de potassium (1 gr. 50 par jour).

8 août. L'abdomen est habituellement météorisé, on constate un son hydroaérique dans les fosses iliaques. Charbon de Belloc, deux cuillerées à bouche.

Deux bains salés par jour à partir du 6 septembre.

L'ascite reste stationnaire, le malade continue à maigrir, le foie diminue légèrement de volume et sa matité inférieure s'arrête à la dernière fausse côte droite. La dose d'iodure est augmentée peu à peu (2 gr. le 31 août, 3 gr. le 19 octobre).

Le malade supplie qu'on lui laisse prendre quelques aliments solides. Il est mis au régime lacté mixte. Ce régime ne cause pas de troubles digestifs. L'état de l'abdomen reste toujours le même. Le météorisme efface la dépression de la cicatrice ombilicale, mais l'épanchement lui-même reste peu abondant.

21 octobre. Éruption iodique papulo-pustuleuse occupant la partie supérieure du dos et du thorax, et la nuque.

Deux bains alcalins par semaine.

Le malade quitte l'hôpital le 29 octobre. La circonférence de l'abdomen a très peu augmenté (78 cent. à la sortie, au lieu de 77 à l'entrée) ; cette augmentation est due moins à l'ascite qu'au météorisme survenu ultérieurement. L'état du malade est donc satisfaisant, quoique la guérison complète n'ait pas été obtenue. L'iodure de potassium et le lait ont donc enrayé la marche de l'affection, et s'ils eussent été continués plus longtemps à l'exclusion de tout aliment solide, on eût pu raisonnablement espérer une guérison définitive.

Ce malade a été soigné depuis lors à la Pitié, puis a totalement guéri. L'abdomen était plat et ne présentait pas trace de circulation collatérale.

OBSERVATION LIX

Recueillie dans le service de **M. RAYER**, et publiée par LEUDET dans ses *Leçons de clinique médicale*, p. 547. — *Cirrhose du foie.* — *Plusieurs ponctions de l'abdomen.* — *Récidives rapides de l'ascite.* — *Traitement par la gomme-gutte à haute dose.* — *Arrêt de l'hydropisie intra-péritonéale.*

Godon (Clément), âgé de 53 ans, marchand de vin, entre le 7 avril 1853 à la Charité, salle Saint-Michel, n° 16, dans le service de M. Rayer.

Cet homme, d'une taille élevée, muscles médiocrement développés, assure n'avoir jamais fait d'excès de liqueurs alcooliques ; il a néanmoins bu souvent des quantités considérables de vin. Jamais de blennorrhagies ni chancres ; Godon ne présente aucun signe de syphilis constitutionnelle.

L'affection a débuté, il y a six ou sept mois, par un gonflement graduellement croissant du ventre, sans œdème des jambes ; diminution de l'appétit, sans vomissements ni diarrhée ; jamais d'ictère, pas de palpitations.

Lors de l'admission à la Charité, Godon était amaigri, le ventre volumineux, distendu par un épanchement intra-péritonéal qui remontait au-dessus de l'ombilic ; élargissement latéral du ventre, fluctuation manifeste.

Dilatation des veines sous-cutanées de l'abdomen, aucune distension des veines autour de l'ombilic. Bruits du cœur normaux ; aucun signe d'état pathologique de cet organe. Absence d'œdème des membres inférieurs.

Le 8 avril 1853, première paracentèse de l'abdomen donnant issue à une douzaine de litres de sérosité citrine sans pseudo-membranes.

Le 9, Godon quitte l'hôpital.

Il y rentre le 26 avril ; l'ascite s'est reproduite. Deuxième paracentèse abdominale le 27 avril.

Je constate que le foie est profondément caché sous les fausses côtes droites, la rate déborde légèrement les fausses côtes gauches.

On administre pendant quelques jours une potion avec 0 gr. 30 d'acide ben-zoïque ; cette potion est remplacée, le 5 mai, par une potion avec un gramme d'iodure de potassium. Malgré l'emploi de ces médicaments, l'ascite se reproduit rapidement. Troisième ponction de l'abdomen le 10 mai 1853. Le 11, Godon quitte une deuxième fois la Charité.

Troisième admission dans le même hôpital, le 18 mai 1853 ; le liquide asci-tique s'est reproduit au point que la paracentèse serait de nouveau néces-saire.

On commence la gomme-gutte le 20 mai ; depuis lors, on l'administre jour-nellement pendant neuf jours, en commençant par 0,50 cent. et élevant la dose jusqu'à un gramme.

Les premières doses, les plus faibles, ne provoquent que deux ou trois selles; les plus élevées, une douzaine. Les évacuations sont surtout aqueuses ; pas de vomissements, jamais de syncopes.

A la fin du mois de mai, la tension du ventre a notablement diminué, l'appé-tit est presque nul et Godon mange presque uniquement des potages.

Pendant le mois de juin, la gomme-gutte est administrée à intervalle de deux jours ou trois, la dose journalière variant de 0,50 à 2 grammes. Les évacuations sont plus ou moins nombreuses, jamais elles ne revêtent le caractère de selles dysentériques. La médication est continuée jusqu'au 13 juillet, elle a donc duré quarante-quatre jours. Le malade a ingéré en tout 20 grammes quarante centi-grammes de gomme-gutte.

Pendant cette période, le liquide de l'ascite a diminué graduellement de quantité. Le 21 juillet, au moment du départ de Godon, de la Charité, l'ascite a diminué considérablement; il n'existait de matité que jusqu'à quatre tra-vers de doigt au-dessus du pubis. Les fonctions digestives n'avaient nullement souffert.

Pendant le reste de l'année 1853, et jusqu'en juillet 1855, j'ai plusieurs fois revu Godon à son magasin. L'ascite avait complètement disparu; les veines sous-cutanées étaient demeurées un peu volumineuses. Godon avait beaucoup maigri ; il avait retrouvé une partie de son appétit.

Depuis juillet 1855, je n'ai pas eu de nouvelles de Godon.

OBSERVATION LX

D* LYONS, de Dublin. Communication faite à la *Société médicale du collège des médecins d'Irlande* (décembre 1872).

M. Lyons communique sept cas d'ascite, dans lesquels la ponction avait été faite simplement dans le but de prolonger la vie et de soulager momentanément les malades ; contre toute attente, la guérison en fut la conséquence. Toutes ces malades étaient des femmes ; nous ne citons que l'observation de l'une d'elles :

Une femme âgée de 40 ans, mère d'une nombreuse famille, souffrait d'une cirrhose du foie ; l'hématémèse et l'amaigrissement étaient les symptômes prédominants.

Cette femme fut ponctionnée une première fois en 1870, et l'opération fut répétée trente-six fois en moins de vingt-deux mois. Chaque fois l'on retirait de 14 à 16 litres de liquide. A partir de novembre 1871, l'ascite resta stationnaire. Il n'y avait pas eu de maladie des reins. Au moment de la communication du Dr Lyons (décembre 1872), il y avait donc un an que la rémission se prolongeait.

OBSERVATION LXI

M. LEPRÉVOST. Communication présentée par M. DESNOS à la *Société médicale des hôpitaux de Paris*. Séance du 28 janvier 1887.

Il s'agit d'un homme de 53 ans, présentant une ascite considérable qui nécessita du 10 novembre 1884 au 16 juin 1885, huit ponctions successives pratiquées à l'hôpital du Havre dans les services de MM. Lemercier et Dero ; chacune d'elles donna issue à une quantité de liquide variant de 8 à 12 litres.

Le malade dut alors être transféré en chirurgie pour une grave lésion suppurative de l'extrémité supérieure du tibia gauche, datant de l'âge de 14 ans, et ayant amené une fracture spontanée très douloureuse.

L'amputation de la cuisse fut pratiquée le 29 novembre 1885, par M. Leprévost, et la guérison du moignon se fit sans aucun autre accident qu'une hémorrhagie secondaire au dixième jour. Le malade, fort affaibli, se releva assez péniblement, et dut encore subir deux nouvelles paracentèses. On put constater nettement que le foie était petit et caché sous les fausses côtes.

Depuis onze mois, l'ascite ne s'est pas reproduite, et la santé de cet homme est devenue fort satisfaisante : il ne présente actuellement aucun désordre fonctionnel capable de faire supposer qu'à un moment donné il a présenté les symptômes classiques de la cirrhose vulgaire.

OBSERVATION LXII

M. LEPRÉVOST. Communication présentée par M. DESNOS à la *Société médicale des hôpitaux de Paris*. Séance du 28 janvier 1887.

Il s'agit d'un homme de 45 ans, boucher, d'une constitution très robuste, sans aucun antécédent pathologique, commettant journellement des excès de boisson, et qui présenta, vers le mois de janvier 1885, des signes évidents de cirrhose alcoolique du foie, avec ascite considérable et épanchement abondant dans la plèvre droite. La dyspnée était menaçante, la thoracentèse fut pratiquée le 5 janvier, et donna issue à deux litres de liquide ; puis la ponction abdominale pratiquée deux jours après permit d'extraire huit litres de sérosité ascitique. On put constater que le foie débordait les côtes de deux travers de doigt et présentait de petites bosselures irrégulières.

Le soulagement fut marqué, mais l'épanchement abdominal et l'épanchement pleural ne tardèrent pas à se reproduire : une nouvelle thoracentèse fut faite ; puis successivement trois autres ponctions de l'abdomen, la dernière le 29 janvier.

A partir de ce moment, l'ascite ne se reproduisit plus et le malade put être considéré comme guéri de son affection hépatique ; il avait, d'ailleurs, absolument renoncé à ses habitudes d'alcoolisme. Le traitement avait consisté dans l'administration de purgatifs salins répétés, de l'ioduro de potassium à la dose de 50 centigrammes par jour, et dans le régime lacté.

Au mois de novembre dernier, l'épanchement pleurétique droit s'étant montré de nouveau, une troisième thoracentèse devint nécessaire et donna issue à deux litres d'un liquide louche, renfermant de nombreux leucocytes ; depuis lors, l'état du malade est assez satisfaisant, mais la matité thoracique et la dyspnée augmentent peu à peu, et tout fait craindre la reproduction et la purulence du liquide pleurétique. L'ascite d'ailleurs n'a pas reparu depuis dix-huit mois.

OBSERVATION LXIV

MM. HANOT et GILBERT. — *Cirrhose alcoolique hypertrophique. — Ascite ; ponctions. — Amélioration considérable constatée quatre mois après sa sortie de l'hôpital.* (Séance du 30 mai 1890, Soc. méd. des hôpitaux.)

Le nommé P... (Alphonse), âgé de 44 ans, exerçant la profession de cocher, entre le 18 juillet 1888, dans le service de M. Hanot, salle Aran, lit n° 10.

Antécédents. — Son père et sa mère sont très bien portants. Il a un frère et une sœur qui n'ont jamais eu aucune maladie.

Pendant son enfance, P... a eu la rougeole, sans complication aucune à la suite. Plus tard, il eut deux fluxions de poitrine, la première à 25 ans, la deuxième à 39 ans. Il n'a pas eu la syphilis.

P..., en dehors de ces maladies qui guérirent toujours sans laisser aucune trace, était de bonne santé habituelle. Mais il avoue qu'il faisait d'une façon constante des excès alcooliques.

Sa santé resta parfaite jusqu'il y a deux ans. A cette époque, le malade commença à avoir des pituites le matin, des cauchemars pendant la nuit et des troubles digestifs marqués, pesanteur après le repas, surtout le soir, inappétence, etc. Il éprouvait aussi quelques douleurs au niveau de l'hypocondre droit, mais ces souffrances étaient peu accentuées et n'empêchaient nullement le malade de travailler : elles revenaient à des intervalles indéterminés.

Au mois de décembre dernier, les douleurs de l'hypocondre augmentèrent et la toux apparut ; un médecin appelé constata l'existence d'une pleurésie droite. Le malade ne put reprendre son travail qu'au bout de deux mois et demi, c'est-à-dire vers le milieu de janvier.

Il n'était toutefois pas revenu à son état normal. L'appétit était considérablement diminué, une sensation de pesanteur notable persistait toujours dans l'hypocondre du côté droit.

Au mois de mars, le malade remarqua que son ventre augmentait de volume et peu après qu'une tuméfaction légère se montrait au pourtour des malléoles, principalement le soir.

Il cessa tout travail pendant un mois, et, sous l'influence de ce repos, ses jambes désenflèrent complètement ; mais le ventre resta toujours aussi volumineux.

Pendant le mois de juin, le ventre augmente graduellement et bientôt les jambes s'œdématiaient. Tout travail devient rapidement impossible à cause des troubles digestifs qui sont plus marqués et des vomissements qui ne tardent pas à survenir. Il n'y a jamais eu d'hémorrhagies.

Le malade entre à l'hôpital le 14 juillet 1888.

État actuel. — P... est d'aspect assez vigoureux ; il n'y a pas d'amaigrissement très notable. Les jambes, les cuisses, le scrotum sont œdématiés.

L'abdomen est considérablement augmenté de volume. Par la percussion de la paroi abdominale, on délimite une zone de matité qui remonte à quatre travers de doigt au-dessus de l'ombilic. La ligne supérieure de la matité varie avec les différentes positions que l'on fait prendre au malade. La cicatrice ombilicale est saillante et offre le volume d'un petit œuf.

Il n'y a pas de circulation collatérale.

Le foie n'est pas accessible à la palpation ; la matité hépatique commence supérieurement à la cinquième côte.

La percussion de la rate est difficile à cause du refoulement des intestins : on arrive cependant à reconnaître dans la région splénique une zone mate d'environ six centimètres de hauteur.

A l'examen du poumon, on trouve une sonorité normale des deux côtés, et on entend une respiration supplémentaire, sans aucun râle, mais à la base du poumon droit, il existe en arrière et en dehors de nombreux frottements pleuraux.

Le cœur est normal ; la matité précordiale n'est pas augmentée d'étendue ; la pointe bat immédiatement au-dessus du mamelon ; il n'y a ni irrégularités, ni souffles. Les contractions sont énergiques. On ne trouve pas d'athéromie des artères radiales.

La dyspnée est vive ; l'anorexie est complète. Le malade souffre au niveau de l'hypocondre droit ; l'ingestion des aliments est presque toujours suivie de vomissements.

Il y a une teinte jaunâtre des conjonctives très appréciable.

Les urines, rares et foncées, ne contiennent ni albumine, ni sucre. La température est de 37°,5 hier soir ; 37°,1 ce matin.

Traitement. — Régime lacté.

20 juillet. La limite supérieure de l'ascite occupe le même niveau. La dyspnée est très intense. Les signes stéthoscopiques sont les mêmes. Il n'y a aucune veine apparente sur la paroi abdominale.

Température : 37°,7 ; 37°,1.

On fait une ponction et on retire neuf litres d'un liquide séreux citrin.

Le 21. La respiration se fait librement. A l'auscultation du poumon, on ne perçoit que les frottements de la base droite. Le foie, facilement accessible maintenant, déborde les fausses côtes d'environ trois travers de doigt.

On sent avec la plus grande netteté son bord antérieur saillant qui glisse sous la main qui explore la région.

Il n'y a aucune inégalité, aucune nodosité à la surface de l'organe. L'œdème des membres inférieurs a diminué.

Le 22. 37°,9 hier soir ; 37° ce matin. Le malade se sent beaucoup mieux : il a un peu d'appétit. Dans les 24 dernières heures, il a uriné deux litres. Le foie offre le même volume ; l'œdème des jambes et des cuisses a encore diminué. Le liquide ascitique ne s'est pas reproduit.

Le 25. Il n'y a pas de fièvre, 37°,5 hier soir, 37° ce matin. Deux litres environ d'urine chaque jour ; les urines ne contiennent ni albumine, ni sucre. Le régime lacté est maintenu.

Le 30. L'état général s'améliore toujours, mais le foie reste hypertrophié et l'ascite tend à se reproduire ; on perçoit, en effet, à la partie inférieure du ventre, une zone mate qui se déplace suivant la situation que l'on fait prendre au malade. Il n'y a pas de circulation collatérale. L'œdème des membres inférieurs a presque complètement disparu.

4 août. État stationnaire. L'ascite n'a pas sensiblement augmenté.

Le 8. Le liquide a augmenté ; il remonte à quatre travers de doigt au-dessous de l'ombilic. Peu d'appétit. Pas de fièvre. Le foie reste gros : la matité hépatique est de 17 centimètres sur la ligne mamillaire, de 20 centimètres sur la ligne axillaire, de 13 centimètres sur la ligne médiane. Il n'y a plus de trace de l'œdème des bourses et des membres inférieurs. Quelques douleurs au niveau de l'hypocondre droit. On applique des pointes de feu sur la région hépatique.

Le 13. La ligne supérieure de la matité de l'ascite atteint presque l'ombilic. Le malade urine moins (de 700 à 800 gr. par jour). Pas d'œdème des malléoles. Urines rares et foncées (800 gr. aujourd'hui), douleurs au niveau du foie. Le malade tousse ; on entend au niveau des deux bases pulmonaires, principalement à droite, quelques râles sous-crépitants. Le cœur reste toujours normal ; on donne un julep, diacode et tolu.

Le 22. Le liquide a diminué, il n'atteint plus que l'ombilic. Sensation de pesanteur dans l'hypocondre droit. Les signes stéthoscopiques ne sont pas diminués.

Le 23. Diminution progressive de l'ascite. La toux a diminué. Il n'y a plus de râles sous-crépitants qu'à la base droite, dans l'étendue du quart inférieur. Peu d'appétit. Le malade urine davantage, un litre à un litre et demi.

Le 29. La matité du liquide ascitique n'est plus perceptible que tout à fait à la partie inférieure de la cavité abdominale. Le malade a uriné 1,900 grammes depuis hier. Les râles sous-crépitants de la base droite ont diminué.

Le foie a conservé à peu près son volume primitif ; il déborde le rebord des fausses côtes droites toujours d'environ trois travers de doigt.

Le malade éprouve une amélioration très notable, l'appétit revient.

3 septembre. L'ascite a presque totalement disparu. Le malade ne tousse pour ainsi dire plus. Il a de l'appétit.

6 septembre. Il n'y a plus de liquide perceptible dans la cavité abdominale. Quelques râles sous-crépitants et quelques frottements à la base droite. L'appétit très bon; le malade mange, 2 degrés, et n'éprouve aucun trouble gastrique notable.

Le 23. Sensation de pesanteur dans l'hypocondre droit. L'essoufflement survient rapidement quand le malade monte l'escalier, car il descend de la salle depuis quelques jours. Rien de nouveau à l'auscultation du cœur, ni des poumons. Urines et selles normales.

Le 24. Douleur au niveau de la cuisse gauche, réveillée par la pression sur le trajet du sciatique. Le malade présente sur les deux jambes et surtout sur la cuisse de ce côté des varices assez développées.

Frictions avec le baume tranquille sur la région douloureuse.

Le 28. Quelques phénomènes douloureux à l'hypocondre du côté droit. Application de pointes de feu sur cette région. La douleur de la cuisse persiste, mais peu intense.

18 octobre. Le foie a un peu diminué de volume. Il ne déborde plus les fausses côtes que de deux travers de doigt. La douleur de la cuisse persiste, très peu marquée, n'empêchant nullement le malade de marcher.

10 novembre. Même état. Le malade urine un peu moins depuis quelques jours : il a un peu d'œdème périmalléolaire ; on lui donne du vin diurétique.

Le 13. Il n'y a plus d'œdème. Le foie présente le même volume, pas de liquide ascitique, frottements à la base pulmonaire droite. Rien d'anormal au cœur. L'appétit est bon. L'état des forces est satisfaisant.

Cet état reste stationnaire pendant les mois de décembre et de janvier, et, à la fin de janvier, le malade se trouvant très amélioré demande à sortir.

L'appétit est excellent, la toux a complètement disparu : il y a de temps à autre seulement un peu de pesanteur dans la région hépatique et quelques phénomènes douloureux dans la cuisse gauche sur le trajet du sciatique. Il n'y a plus de trace d'œdème des membres inférieurs, il n'y a pas d'ascite, mais le foie reste volumineux, débordant les fausses côtes d'environ deux travers de doigt. Le cœur est normal. L'auscultation des poumons révèle la persistance au niveau de la base droite d'une collerette de frottements pleuraux.

Dans les premiers jours du mois de mai 1890, le malade qui fait le sujet de cette observation a été revu par M. Hanot, qui a constaté la non reproduction de l'ascite et la persistance de l'hypermégalie hépatique notée en janvier 1890.

OBSERVATION LXV

MM. HANOT et GILBERT. — *Cirrhose alcoolique hypertrophique. —
Ascite; ponctions répétées. — Amélioration persistante pendant
trois ans.* (Séance du 30 mai 1890, Soc. méd. des hôpitaux.)

La nommée M... (Marie), âgée de 30 ans, domestique chez un marchand de
vins, entre le 7 janvier 1886, à l'hôpital Lariboisière, salle Sainte-Mathilde,
n° 18, dans le service de M. le professeur Bouchard.

Antécédents. — Père âgé de 88 ans, bien portant. Mère morte en couches.
Un frère mort à trois semaines; une sœur morte à un mois. Cinq sœurs vivantes
et bien portantes.

M... est employée comme domestique chez un marchand de vins, depuis l'âge
de seize ans. A dix-huit ans, elle a eu une jaunisse qui aurait duré trois semaines. A 26 ans, elle a eu une affection de la peau pour laquelle elle est entrée à
l'hôpital Saint-Louis où on lui a administré du sirop d'iodure de fer et des bains
sulfureux. Elle n'a pas eu la syphilis ni d'accidents paludéens.

A 28 ans, M... a remarqué que son ventre augmentait de volume. Ses règles
en même temps se sont supprimées. Elle a cru qu'elle était enceinte.

A 29 ans, ses jambes enflaient le soir, après un travail excessif et désenflaient
le matin.

État de la malade le 2 mars 1886. — Elle a maigri, dit-elle, dans des proportions peu considérables.

Les téguments ont une coloration terreuse. Les conjonctives sont très faible-
ment jaunâtres. La face antérieure de la langue n'est pas nettement teinte en
jaune. Sur la face, plus particulièrement au niveau des pommettes, existent de
petites dilatations variqueuses. En certains points, ces dilatations s'agglomèrent
pour former des taches érectiles, véritables étoiles vasculaires. On en distingue
quatre principales, l'une sur la partie médiane du front, l'autre à l'angle maxillaire inférieur, la troisième au niveau de la pommette gauche, la quatrième au
niveau de la queue du sourcil gauche. Sur les membres on ne découvre qu'une
seule tache, qui se rapproche des taches observées sur la face; elle occupe
l'avant-bras gauche. Ces taches sont arrondies, du diamètre d'une pièce de
20 centimes, formées de capillaires radiés, convergeant vers la partie centrale
de la tache où existe une saillie de la dimension d'une lentille. Les membres inférieurs, légèrement œdématiés, sont marbrés de taches brunâtres.

Le ventre est énorme; il mesure 117 centimètres de circonférence au niveau
de l'ombilic. Celui-ci n'est point saillant.

Dans la région sous-ombilicale du ventre principalement et sur les parties
latérales, existent des vergetures et éraillures très nombreuses analogues à celles que l'on observe chez les femmes enceintes. La peau est sillonnée de petites veines variqueuses, qui lui donnent une teinte violacée.

Elle est de plus sillonnée par d'énormes veines bleues longitudinalement diri-
gées et anastomosées entre elles. Ces veines sont au nombre de six principales,
cinq antérieures et une postérieure. Les antérieures s'étendent du pli de l'aine

à la région sous-claviculaire ; trois d'entre elles situées à droite de la ligne médiane, plus volumineuses que celles du côté gauche, s'anastomosent avec les veines de la mamelle, formant à la surface du sein droit des dilatations considérables. De ces dilatations partent des branches, dont les unes se rendent vers le creux axillaire, s'enfoncent profondément dans les tissus où il est impossible de les suivre et dont les autres, au nombre de deux, suivent l'une le deuxième espace intercostal, l'autre le troisième jusqu'au bord droit du sternum où elles disparaissent brusquement en perforant les muscles intercostaux. La veine du troisième espace, dont le diamètre est de 8 millimètres environ, s'affaisse à chaque inspiration, pour devenir turgescente, à chaque expiration. L'unique veine postérieure importante, du calibre d'une plume de corbeau, est placée à droite de la ligne médiane, dans la région lombaire ; comme dans les veines antérieures, le sang y progresse de bas en haut, bien que la circulation puisse s'y effectuer dans les deux sens.

L'abdomen est mat dans toute son étendue, sauf dans la région de la grosse tubérosité de l'estomac où on retrouve un peu de sonorité. La fluctuation est évidente. À la percussion, on perçoit en certains points, surtout dans la zone culminante du ventre, un frémissement de tous points comparable au frémissement hydatique.

La limite supérieure du foie correspond sur la ligne mamelonnaire droite au troisième espace, la limite inférieure ne peut être précisée. Il est de même impossible de se faire une idée des dimensions de la rate.

La langue est rouge. Appétit conservé, pas de diarrhée.

Les urines sont peu abondantes ; depuis l'entrée de la malade à l'hôpital, leur quantité oscille entre 200 et 450 centimètres cubes par vingt-quatre heures. Elles laissent sur les parois du vase un dépôt qui les colore en rose. Elles contiennent une grande quantité de pigment rouge brun et des traces de biliverdine.

Quelques jours après l'entrée de la malade à l'hôpital, en répétant l'expérience de Cobral, on a pu constater qu'une certaine quantité de sucre passe dans l'urine. Au contraire les peptones administrés à deux reprises à la dose de 20 grammes ne passent pas dans l'urine.

Pouls petit, régulier. Cœur normal.

À l'examen des poumons, en avant, un murmure vésiculaire, d'intensité exagérée, et quelques râles sous-crépitants fins. En arrière, mêmes signes dans les fosses sus et sous-épineuses. Matité et abolition du murmure vésiculaire, depuis la pointe des omoplates jusqu'à la base de la poitrine.

Sommeil agité, cauchemars, tremblement des mains, pituites le matin. D'ailleurs alcoolisme avéré et invétéré ; la malade buvait depuis de longues années plus de deux à trois litres de vin par jour et une absinthe avant chaque repas.

Traitement. — Lait et œufs. Calomel à la dose de 0,01-0,02 par jour.

Du 2 au 20 mars, la quantité des urines augmente ; elle oscille entre 500 et 800 centimètres cubes. Après addition d'acide azotique, elles offrent une teinte acajou très marquée.

Le 20. Une ponction est faite, qui donne, issue à 22 litres d'un liquide, qui, par le repos, laisse déposer une petite quantité de fibrine.

Immédiatement après la ponction, l'examen du foie et de la rate fournit les résultats suivants :

Le bord antérieur du foie déborde le rebord costal. Il est dur et mousse. Son extrémité gauche s'enfonce sous le rebord costal gauche au voisinage de l'union de ce rebord et de l'appendice xiphoïde, descend jusqu'à la ligne médiane selon une ligne oblique qui se rapproche de l'horizontale ; puis il forme avec sa direction primitive un angle obtus ouvert en bas et à gauche, suit une direction intermédiaire à l'horizontale et à la verticale jusque sur la ligne mamelonnaire, se relève alors obliquement, dirigé en haut et à droite sur une longueur de quelques centimètres. Il forme ensuite un angle aigu, ouvert en bas et enfin décrit une courbe à concavité supérieure, avant de s'enfoncer sous le rebord costal droit sur la ligne axillaire.

La surface du foie que l'on peut palper au-dessous du rebord costal, n'est pas absolument lisse : au niveau du creux épigastrique et à droite de cette région, elle offre deux saillies arrondies.

Sur la ligne mamelonnaire droite, la submatité du foie commence, en haut au troisième espace intercostal, et la matité au quatrième. Le foie déborde le rebord costal de 9 centimètres. Il présente aussi une hauteur de 22 centimètres.

Sur la ligne xiphoïdienne, la limite supérieure du foie est située à 6 centimètres au-dessus de l'appendice, la limite inférieure à 4 centimètres au-dessous. Il offre ainsi une hauteur totale de 10 centimètres.

Sur la ligne axillaire droite, la limite supérieure du foie répond au septième espace. La limite inférieure est placée à 1 centimètre au-dessous du bord libre des côtes. La hauteur est d· 14 centimètres.

La rate déborde le rebord costal de 8 centimètres. Elle est dure, ses bords sont mousses. La limite supérieure de la matité splénique commence à 9 centimètres au-dessus du rebord costal. La longueur totale est donc de 17 centimètres. Dans le sens antéro-postérieur, elle paraît mesurer 11 centimètres.

Les veines tégumentaires abdominales sont moins gonflées qu'avant la ponction.

23 avril. Deuxième ponction donnant issue à 17 litres de liquide.

16 mai. Gingivite qui entraîne la suppression du calomel.

12 juin. Troisième ponction faite sur la demande pressante de la malade. On retire seulement un demi-litre de liquide. La gingivite ayant disparu, reprise du calomel.

15 juin. On administre à la malade 120 grammes de sirop de sucre à huit heures du matin. A partir de l'ingestion du sucre, les urines sont recueillies d'heure en heure. Celles de huit et neuf heures ne contiennent pas de sucre. Celles de dix heures donnent une très belle réduction de la liqueur de Fehling. Celles de onze heures ne contiennent plus traces de sucre.

Du 15 juin 1886 au 1er février 1887, l'état de M... a été s'améliorant peu à peu. A cette époque, elle a été perdue de vue par M. Gilbert qui avait recueilli l'observation en 1886, étant interne de M. Bouchard.

En 1889, à la Société clinique, M... a été l'objet d'une note de M. Bouchard, sur le souffle splénique.

Actuellement, en 1890, M... est encore à l'hôpital Lariboisière. Nous tenons de M. le professeur Bouchard que, depuis 1886, aucune ponction n'a plus été nécessaire, que la circulation tégumentaire abdominale s'est affaissée, que les étoiles vasculaires de la face ont disparu et que le foie a un peu diminué de volume.

IV. — Cas dans lesquels la récidive a été observée après un temps plus ou moins long.

OBSERVATION LXVI

M. LETULLE. Communication à la *Société médicale des hôpitaux de Paris*. Séance du 23 juillet 1886.

A la fin de décembre 1885, j'ai reçu dans mon service de l'Hôtel-Dieu annexe, un homme de cinquante ans environ, alcoolique avéré, légèrement athéromateux, se disant atteint de cirrhose du foie. En effet, en septembre dernier, trois mois avant son entrée, il avait été ponctionné à la Pitié dans un service qu'il ne put me désigner exactement, pour une ascite considérable ; 10 à 12 litres de liquide furent extraits en une seule séance et l'on constata que le foie était petit et dur.

Actuellement, l'abdomen contient une quantité de liquide si peu considérable qu'il faut la rechercher en mettant le malade à quatre pattes afin de constater la matité péri-ombilicale. Le foie est en effet petit (il mesure à peine sept centimètres sur la ligne mamelonnaire), et son bord inférieur, facile à sentir sous les doigts, grâce à la grande laxité de la paroi, est d'une grande dureté. La rate ne mesure pas plus de cinq à six centimètres de matité. Les reins fonctionnent bien ; il existe même un certain degré de polyurie que le malade met sur le compte du régime lacté qu'il a presque continuellement suivi depuis trois mois. L'urée atteint 18 à 22 grammes par jour.

Pendant les six mois que ce malade a passés dans la s. le Saint-Maurice, nous n'avons constaté d'autre phénomène que la polyurie déjà signalée, entretenue sans doute par l'usage du lait. L'ascite a même complétement disparu, si bien qu'au commencement de juillet 1886, neuf mois après la paracentèse de l'abdomen, le malade en question était conservé plutôt par curiosité que par besoin d'un traitement quelconque. Il vient de quitter l'Hôtel-Dieu annexe, dont on termine aujourd'hui l'évacuation.

OBSERVATION LXVII

M. FRITZ, médecin de l'hôpital de l'Ile-Adam (Seine-et-Oise). In th. de FRANÇON, p. 157.

15 février 1888. J'observe depuis 6 mois un homme de 32 ans, qui a été tour à tour commis-voyageur en vins, cuisinier et enfin cabaretier. C'est un

alcoolique renforcé. Il était atteint, quand je fus appelé auprès de lui, d'une hypertrophie énorme du foie, qui remplissait une grande partie de l'abdomen, avec ascite, et ictère prononcé. Il souffre de son foie depuis plusieurs années déjà, et de temps en temps de douleurs hépatiques, qui surviennent toujours à la suite d'excès qui se renouvellent tous les 8 ou 15 jours.

Je l'ai mis au régime lacté exclusif, 2 gr. d'iodure par jour, et j'ai posé sur le foie 4 énormes cautères qui ont donné lieu à une suppuration abondante ; au bout de six semaines, plus de trace d'ascite, l'ictère avait disparu; le foie ne dépassait plus le rebord des côtes que de 2 à 3 travers de doigt ; il avait certainement diminué de plus de moitié.

Le malade suivit strictement le régime lacté pendant deux mois : se sentant guéri, il a recommencé ses excès ; l'ascite, l'ictère, le gros foie, tout est revenu, et il est à craindre que l'amélioration obtenue une première fois ne puisse être réalisée à nouveau.

Observation LXVIII

M. Lithgow. *Lancet*, 6 mai 1882. — *Cirrhose du foie. — Ascite. — Douze ponctions. — Guérison.*

J... (E.), entre cinquante et soixante ans, boit depuis longtemps du whiskey et du sherry. Sans qu'il soit ivrogne, on peut le considérer comme alcoolique, car chaque jour il en absorbe une quantité considérable. Il a toujours joui d'une bonne santé, sauf qu'il a présenté quelques attaques bilieuses.

Au mois de mai 1877, il éprouvait des troubles dyspeptiques variés, et ressentit une douleur dans la région du foie ; en même temps il devint ictérique, mais cette crise céda bientôt au traitement.

Au mois de novembre de la même année, on voit se développer chez lui tous les symptômes d'une maladie de foie avec ascite ; du 24 décembre au 30 mai 1878, on lui pratiqua douze ponctions, pendant qu'il suivait un traitement à l'iodure de potassium. Après la douzième ponction, l'épanchement ne se reforma plus, et l'amélioration qui s'établit alors persista, si bien qu'au mois d'août 1878, le malade, se croyant guéri, a repris ses occupations.

En janvier 1882, le malade se portait bien depuis trois ans ; actuellement, il a repris ses anciennes habitudes, et les accidents hépatiques ont *récidivé.*

Observation LXIX

M. Brault. In th. de Coutray de Pradel, p. 56. — *Cirrhose probable. — Ascite guérie une première fois après une ponction; une seconde fois sans ponction.*

S..., Joseph, menuisier, âgé de 57 ans, est entré le 7 mars 1886, salle Saint-Pierre, lit n° 25, à l'Hôtel-Dieu annexe, dans le service de M. le Dr Letulle, remplacé par M. Brault.

S... dit s'être toujours bien porté jusqu'à il y a 2 ans. Il eut la rougeole étant enfant, une blennorrhagie à 24 ans. On ne retrouve pas chez lui de trace de syphilis. Il était complètement chauve à 30 ans.

Les parents de S... sont morts à un âge avancé. Il a trois enfants bien portants.

S... dit n'avoir jamais fait de grands excès de boisson, mais avant de tomber tout à fait malade, il eut, dit-il, une période de six mois où, ayant perdu l'appétit et étant dégoûté de la viande, il se faisait tous les jours de grandes soupes au vin pour se soutenir.

Il commença à se sentir malade en septembre 1884.

Depuis cinq ou six mois il avait perdu l'appétit, les digestions se faisaient mal et il avait des pituites fréquentes la nuit et le matin. Il s'arrêta de travailler en septembre et on le soigna pour de l'anémie jusqu'au mois d'avril. Pendant cette période il n'eut ni vomissements ni hémorrhagies.

En avril 1885, il reprit son travail et, au mois de juin, resta sept jours à Necker où on le soigna pour une hydrocèle.

En juillet 1885, se sentant faible, il se fit envoyer à Vincennes, par une société à laquelle il appartient, et c'est à ce moment qu'il remarqua pour la première fois, que ses pieds étaient enflés. Trois semaines après le ventre était devenu gros.

En août 1885, S... entra dans le service de M. le Dr Siredey. Son ventre était gros, tendu ; ses urines étaient très rouges, dit-il, et on n'y trouva pas d'albumine. On lui dit qu'il avait une cirrhose, on lui donna du lait et de l'iodure de potassium, et au mois d'octobre, on lui fit une ponction de l'abdomen qui donna issue à sept litres de liquide.

Le 8 janvier 1886, il sortit du service de M. Siredey, le ventre absolument désenflé ; vers la fin du mois, l'ascite reparut, mais les jambes n'enflèrent pas.

S... entra le 17 mars 1886 à l'Hôtel-Dieu annexe. L'abdomen était volumineux, les urines n'étaient pas rouges. M. le Dr Letulle institua un traitement à l'ioduré de sodium, 2 grammes par jour, et au lait. On fit, sur le ventre du malade, des pointes de feu ; on lui appliqua un vésicatoire au niveau du foie, et l'ascite disparut sans ponction.

État actuel (2 juillet 1886). — S... urine environ un litre et demi en vingt-quatre heures. Son ventre est souple ; on détermine un peu de douleur en pressant sur la paroi abdominale. En faisant coucher le malade sur un côté, on peut constater qu'il y a encore une très petite quantité de liquide dans son péritoine. Un peu d'œdème périmalléolaire des deux côtés ; le malade a des varices.

Le foie ne déborde pas les fausses côtes ; il paraît petit. On perçoit à peine un peu de matité au niveau de la région splénique.

Du côté des organes génitaux, on constate la présence d'une hydrocèle gauche, et de noyaux indurés de l'épididyme des deux côtés. La palpation du cordon est douloureuse du côté gauche.

On ne trouve rien d'anormal à l'examen de l'appareil pulmonaire.

L'auscultation du cœur fait percevoir à la pointe, un dédoublement du premier bruit. M. Siredey lui avait déjà dit qu'il avait un bruit de galop. Le cœur n'est pas hypertrophié. Les artères radiales sont un peu dures. S... n'a jamais eu de palpitations.

Depuis six ou sept ans, sa vue aurait baissé. Il n'a jamais eu d'œdème des paupières, il ne tousse pas et n'a pas de troubles de la sensibilité. Depuis son départ de Lariboisière, en janvier, il dit aussi être obligé de se lever plusieurs fois la nuit pour uriner peu à la fois. Les urines sont blanches, ont une odeur un peu forte, laissent déposer au fond du vase du muco-pus blanchâtre ; pas d'albumine.

OBSERVATION LXX

M. LEGROUX. Communication à la *Société médicale des hôpitaux de Paris.*
Séance du 9 juillet 1886.

Il est question ici d'un homme, ancien diabétique, atteint, depuis deux ans et demi, d'ascite avec diminution considérable de la matité hépatique, chez lequel il semble y avoir aussi suspension momentanée des troubles circulatoires de la veine porte, sous l'influence prolongée du régime lacté, des purgatifs drastiques et des décharges opérées l'année dernière par six ponctions, dont chacune a fourni 10 à 14 litres de sérosité limpide. Ce malade, qui pendant sa prospérité diabétique n'a pas pesé moins de 300 livres, dont la taille d'ailleurs était en rapport avec l'énorme corpulence, buvait dans des proportions étranges et supportait des doses de boissons alcooliques véritablement colossales. Il m'a dit avoir pu, sans arriver à l'ébriété complète, boire cinquante demi-bouteilles de vin de Bordeaux en une nuit d'orgie. En temps ordinaire, il ne consommait pas moins de deux bouteilles de vin par repas et buvait le soir force petits verres, qu'il noyait ensuite dans dix à quatorze chopes de bière. Le diabète, chez lui, durait depuis longtemps et semblait ne pas altérer ses forces, lorsqu'à la fin de 1884, le ventre, déjà énorme, commença à enfler ainsi que les jambes. Les urines devinrent peu après albumineuses. Le foie se rétracta et, au bout de peu de temps, je dus faire une première ponction, le 28 février 1885. Le régime du lait (4 à 5 litres par jour), les purgatifs, les sudations et d'autres paracentèses de l'abdomen, amenèrent une amélioration telle que le malade put se croire, à la fin de 1885 et pendant les premiers mois de 1886, en voie de guérison. L'ascite ne se reproduisit pas, ou tout au moins resta dans des limites des plus minimes ; le sucre disparut des urines, l'albumine diminua considérablement. Si bien que M. X... reprit en partie ses occupations. Il y avait bien là une suspension, un arrêt dans les symptômes de l'atrophie du foie, dont la matité n'est que de 6 à 7 centimètres.

Depuis six semaines, l'ascite toutefois reparaît et nécessitera une prochaine évacuation.

OBSERVATION LXXI

M. DESCOUT. Communication faite à la *Société médicale des hôpitaux*,
séance du 23 juillet 1886, par M. TROISIER.

M. X..., quarante ans, cafetier, était malade depuis trois semaines environ,
lorsque M. le Dr Descout le vit pour la première fois, en février 1884.

Les principaux symptômes qui caractérisaient son affection étaient : une
ascite considérable, de l'œdème des pieds et des jambes, de l'ictère. Les urines
étaient rares et foncées : elles ne contenaient ni sucre, ni albumine. Le cœur
était sain : l'abondance de l'épanchement ne permettait pas de se rendre compte
de l'état du foie. Cependant, il ne pouvait y avoir doute, l'ensemble clinique
était celui de la cirrhose atrophique du foie. D'ailleurs, M. X..., s'était adonné
depuis fort longtemps aux boissons alcooliques : bière, vermouth et vins fins. Il
n'est pas syphilitique.

Il apprit à M. Descout qu'il avait eu, quatre ans auparavant, les mêmes accidents : ascite, œdème des membres inférieurs, ictère et que cette maladie avait
disparu après dix mois de durée. Il était resté sobre pendant deux ans, mais
depuis dix-huit mois, il avait recommencé ses excès. Traitement : drastiques,
diurétiques, régime lacté.

Pendant quatre mois, l'état resta à peu près stationnaire : l'ascite qui, dès le
début, avait été abondante, n'augmenta pas notablement. C'est alors que M. X...,
très justement tourmenté de sa situation, demanda en consultation M. Vulpian.
Celui-ci porta le pronostic le plus grave. Ces jours-ci, je lui ai rappelé ce malade et il m'a dit qu'il le considérait alors (fin mai 1884) comme arrivé à la dernière période de la cirrhose.

Peu de temps après cette consultation, M. X..., prévint M. Descout qu'il par-
tait pour la campagne et il ne lui donna plus de ses nouvelles. M. Descout avait
tout lieu de supposer que son client était mort, quand il le vit revenir dans son
cabinet en novembre 1885, un an et demi après la consultation. Je vous laisse
à penser quelle fut sa surprise.

L'ascite avait disparu spontanément, et la santé paraissait rétablie depuis
deux mois environ. M. X... est encore vivant et bien portant ; il dirige toujours un café situé sur l'un des boulevards de Paris, mais il ne commet plus
aucun excès alcoolique.

OBSERVATION LXXII

Due à l'obligeance de M. LANCEREAUX, résumée dans sa communication à
l'Académie de médecine, 30 août 1887.

Ernest H..., âgé de 39 ans, garçon d'amphithéâtre, entre le 4 février 1886,
salle Piorry, à la Pitié.

Antécédents personnels. — Excès alcooliques. Pendant 13 années, le
malade, employé aux halles, buvait deux à trois litres de vin par jour, et plu-

sieurs petits verres d'eau-de-vie de marc ; depuis 13 ans qu'il est garçon d'amphithéâtre, il dit être plus tempérant, mais a sans cesse des insomnies et des rêves.

A la fin de septembre 1885, le malade s'aperçoit que son ventre enfle, il l'attribue à un refroidissement ; le 4 novembre, il entre dans le service de M. Cornil, et en sort fort amélioré le 29, après avoir été traité par le régime lacté et l'iodure de potassium.

Il reprend son service et se porte assez bien pendant six semaines ; puis son ventre grossit de nouveau, devient douloureux et un léger œdème paraît aux jambes.

Il entre salle Piorry, le 5 février 1886.

État actuel. — Le malade porte plus que son âge ; il est très maigre, mais son ventre est volumineux, globuleux ; l'ombilic n'est pas déplissé. Nombreuses veines dilatées à la surface de l'abdomen.

Jambes œdématiées, variqueuses.

Amaigrissement, myœdème des muscles thoraciques.

Rien au poumon, ni au cœur ; artères normales.

La fluctuation abdominale est très nette, le liquide remonte à deux travers de doigt sous l'ombilic.

Rate volumineuse ; on ne peut exactement déterminer le volume du foie.

Le malade rend par jour environ 750 gr. d'une urine épaisse, colorée, acide, albumineuse, d'une densité de 1012.

Régime lacté, purgation.

Le 7. Oppression du malade. On retire par la ponction 8 à 10 litres de liquide de la cavité abdominale.

L'oppression persiste ; quelques râles à la base droite. Ventouses sèches. Liqueur de Hoffmann, 4 gr.

Le 9. Râles plus nombreux, expectoration muco-sanguinolente, oppression. Scammonée, 0 gr. 75. Café.

Le 10. Insomnie la nuit précédente, étouffement ; affaissement ; pouls petit, 110. Submatité du sommet droit ; râles à droite, à l'angle des côtes.

Langue rouge ; expectoration comme celle de la veille. Urines rares, foncées, très chargées, acides, albumineuses. Densité, 1026.

Le 12. Malade moins affaissé. Pouls, 110. Langue violacée, humide. Râles persistent, mais crachats moins nombreux.

Quinine, 0 gr. 75. Thé au rhum.

Le 16. Légère amélioration. Diminution de la toux et de l'expectoration. Insomnie avec rêves.

Le ventre est légèrement douloureux à la pression.

Chloral, 3 gr. Suppression du sulfate de quinine.

Le 20. Douleurs dans l'hypocondre droit et les lombes ; réapparition de l'ascite.

Cataplasmes laudanisés.

Le 24. Après deux journées assez bonnes, réapparition de la douleur à la région hépatique.

Malade affaissé, langue rouge, pouls petit.

Vésicatoire sur l'hypocondre droit.

Bouillon, potage.

5 mars. Léger œdème des jambes et des pieds. Ventre peu tendu, dilatation veineuse diminuée.

Crachats muco-sanguinolents.

Régime lacté.

Le 8. Augmentation de l'ascite et de la dilatation veineuse.

Le 10. Jambes œdématiées. Ventre tendu. L'ombilic commence à se déplisser. Mictions fréquentes et douloureuses. Urine albumineuse.

Quatre pilules diurétiques.

Le 14. Douleur de la miction augmentée ; œdème des jambes diminué. Ascite stationnaire.

Le 17. Hier, le malade a été pris de vives douleurs dans l'œil droit ; la conjonctive est rouge, injectée. Ce matin, au réveil, les paupières sont collées des deux côtés. Céphalalgie frontale et sus-orbitaire, avec sensation de constriction violente. Le moindre mouvement cause des nausées au malade. Pas de fièvre. Peau sèche ; langue saburrale, dents fuligineuses. Urines peu abondantes, chargées, albumineuses. Poids, 72 kilogr.

Suppression des pilules diurétiques.

Le 18. Même état. Eau-de-vie allemande, 25 gr.

Le 19. État général, légèrement amélioré. Œdèmes des paupières, à droite.

Le 20. L'œil droit va mieux ; à gauche, œdème des paupières, conjonctivite intense. Mauvais état général. Point de côté à gauche ; douleur lombaire ; crachats hémorrhagiques ; rien à l'auscultation. Urine albumineuse.

Le 22. Conjonctivite terminée. Céphalalgie moins violente ; miction fréquente, douloureuse. Albumine dans l'urine.

Le 24. Œdème des jambes et de la partie interne des cuisses. Ventre tendu et douloureux. Céphalalgie et insomnie. Langue rouge, crachats opaques, en partie hémoptoïques. Pas de signes pulmonaires. Miction fréquente et douloureuse. Albumine.

Le 26. Ponction : On retire sept litres de liquide citrin.

Le 28. Le liquide ne s'est pas reproduit ; miction moins fréquente, non douloureuse ; urine plus abondante, sans albumine. Crampes dans les jambes ; sommeil troublé ; céphalalgie légère.

2 avril. L'ascite se reproduit ; dilatation des veines. Ombilic déplissé. Œdème du scrotum et des jambes, surtout à droite ; langue rouge ; peau un peu sèche ; pas de fièvre. Quatre pilules diurétiques.

Le 6. Ascite considérable. Œdème augmenté. L'état général ne s'aggrave pas. Pas de toux ; crachats épais, quelquefois striés de sang. Constipation opiniâtre.

Le 15. Diminution de l'œdème. Ascite stationnaire. Épistaxis. Urine plus abondante, albumineuse.

8 mai. L'état général s'améliore ; l'œdème diminue ; l'ascite persiste, mais le ventre n'est plus douloureux. Constipation opiniâtre ; parfois un peu de céphal-

algie cédant à un lavement des peintres. Urine abondante, claire, presque neutre, albumineuse.

Poids, 72 kilogr.

Régime lacté absolu.

Le 12. L'amélioration continue. Œdème limité aux jambes. Les veines sont moins dilatées ; le liquide ascitique s'arrête à quatre travers de doigt au-dessous de l'ombilic qui est complètement déplissé et forme une petite tumeur arrondie, transparente.

Le 26. L'amélioration continue. Parfois le malade mouche un peu de sang.

Poids, 73 kilogr.

Urine à peine albumineuse.

Régime lacté partiel.

4 juin. Le malade engraisse. Constipation opiniâtre.

Poids, 73 kilogr.

Le 9. Poids, 72 kilogr.

Le 17. Le malade est atteint de somnolence invincible. Lavement des peintres.

Le 18. Apparition d'une lymphangite à la jambe et à la cuisse droite, ayant pour point de départ une petite ulcération du quatrième orteil. Ganglions inguinaux engorgés.

Larges cataplasmes sur la jambe et la cuisse.

Le 23. La lymphangite a disparu ; les ganglions de l'aine restent un peu volumineux. Léger œdème du pied.

Le 28. L'état général s'améliore, plus d'œdème. Ascite diminué ; ombilic toujours déplissé, saillant. Le malade se promène chaque jour.

Urines abondantes, claires, presque neutres, non albumineuses. Densité, 1018.

Poids, 75 kilogr.

11 juillet. Amélioration persiste.

Encore un peu d'ascite, ombilic toujours saillant. Le foie, non douloureux, déborde les fausses côtes de trois travers de doigt.

Poids, 77 kilogr.

Le 15. Dans une quinte de toux il se produit une hernie ombilicale ; vomissements fécaloïdes, mais pas de réaction générale ; faciès non grippé.

Le 16. Opération, dont les suites sont bonnes. Urines très albumineuses.

Le 20. Premier pansement, suppression du drain.

Le malade est constipé, lavement.

Le 22. Suppression des fils de suture.

Le 27. Légère élévation de température, due à l'imprudence du malade qui s'est levé et est sorti.

Le 28. Le malade va bien.

2 août. Quatrième pansement ; la cicatrisation est complète.

Ventre souple, plus d'ascite, ni de dilatations veineuses.

Le foie, non douloureux, déborde à peine les fausses côtes.

Le 20. L'amélioration continue.

Le foie, non douloureux, déborde les fausses côtes de deux travers de doigt. Toujours léger nuage d'albumine dans l'urine. Densité, 1018.

Le 31. Le malade part pour Vincennes.

Même état général.

Poids, 76 kilogr.

Depuis un an, le malade est admis à l'hospice de Bicêtre comme pensionnaire ; il jouit d'une bonne santé quoiqu'il ait repris ses habitudes alcooliques.

OBSERVATION LXXIII

M. BROUSSE. Communication à la Société de médecine et de chirurgie pratiques de Montpellier, *Montpellier médical*, 1887, 1er octobre. — *Guérison de l'ascite dans la cirrhose atrophique du foie.*

Il s'agit d'un malade atteint de cirrhose atrophique du foie, d'origine alcoolique, qu'il a observé, il y a dix ans, peu de temps après le début de sa maladie. Ce début s'annonce par des hématémèses abondantes, qui nécessitent l'entrée du malade à l'Hôtel-Dieu, salle Saint-Eloi. Sous l'influence d'un traitement approprié, tout rentra dans l'ordre ; mais, au bout de quelques mois, apparurent des symptômes d'hydropisie du côté des membres inférieurs et de l'abdomen, et le malade dut entrer de nouveau à l'hôpital. Là, l'emploi des diurétiques, du régime lacté tout d'abord mis en usage, resta infructueux, et il fallut recourir à des ponctions successives de l'abdomen, qui donnèrent lieu à l'évacuation d'une grande quantité de liquide. Un examen méthodique, pratiqué à cette époque (mars 1878), permit de constater, outre l'ascite, une atrophie notable du foie avec hypertrophie considérable de la rate et un grand développement d'une circulation complémentaire. A la suite de ces ponctions, le malade ressentit un grand soulagement, put reprendre son travail et rester deux ans sans faire de nouveau séjour à l'hôpital.

Mais alors l'hydropisie revint ; de nouvelles ponctions sont nécessaires et l'état du sujet paraît singulièrement aggravé ; pourtant, sous l'influence d'un régime sévère par le lait, un mieux sensible se produit : l'ascite diminue considérablement et le malade quitte l'hôpital le 15 novembre 1880.

Depuis lors, son ascite ne s'est plus reproduite, au moins dans des proportions notables ; sa santé est devenue assez bonne pour lui permettre de reprendre son travail, de se marier. Il a aujourd'hui deux enfants bien portants. Les seuls accidents pathologiques qu'il ait présentés depuis cette époque sont des hématémèses abondantes, d'abord il y a trois ans, et enfin tout récemment. Actuellement, les signes physiques de la cirrhose du foie persistent toujours, car cet organe est presque réduit à la moitié de son volume normal ; les seuls symptômes révélateurs de cette lésion consistent, en dehors de ces hématémèses, principalement en troubles digestifs variés.

Observation LXXIV

M. Proust. In th. de Marini, Paris, 1889. — *Cirrhose alcoolique avec conservation du volume du foie.— Traitement par le lait, l'iodure, et l'hydrothérapie. — Disparition rapide de l'ascite et des symptômes pénibles. — Rechute après la cessation du traitement.*

La nommée S..., Marie, âgée de 48 ans, marchande des quatre saisons, entre à l'Hôtel-Dieu le 7 janvier 1888, salle Sainte-Anne, n° 10, dans le service de M. le professeur Proust.

Cette femme, de bonne santé habituelle, a commencé à maigrir et à perdre ses forces, il y a 4 ou 5 mois ; son appétit est devenu capricieux, irrégulier : cependant elle n'a jamais vomi, elle n'a jamais eu de pituites. Il y a deux mois elle s'est sentie gênée dans ses vêtements, et s'est aperçue que son ventre grossissait, tandis que s'amaigrissait d'ailleurs tout le reste du corps.

Actuellement on constate un amaigrissement considérable des quatre membres, des muscles du tronc et des muscles de la paroi thoracique. Myœdème.

Pas d'œdème des jambes ; ventre développé, étalé sur les flancs ; léger déplissement de la cicatrice ombilicale ; dilatation veineuse superficielle, également développée à droite et à gauche, se poursuivant sur la base du thorax. Météorisme de la partie supérieure de l'abdomen ; ascite considérable.

La palpation et la percussion du foie sont également difficiles à cause de l'ampliation considérable de l'abdomen ; toutefois l'organe ne paraît pas augmenté de volume. La rate, au contraire, est manifestement tuméfiée.

Urines rares, foncées, non albumineuses ; urée, 12 gr. 50 dans les 24 heures.

Rien au cœur, rien aux poumons.

Acné rosacée du nez et des pommettes ; coloration bistre de la peau ; pas d'ictère.

Légère anesthésie des quatre extrémités ; diminution du réflexe patellaire. La malade a peu de cauchemars, mais elle est tourmentée habituellement la nuit par des crampes dans les jambes et des fourmillements : elle avoue du reste des habitudes anciennes de boisson, et elle prenait surtout du vin rouge (deux litres et 3 litres et demi par jour).

Diagnostic. — Cirrhose alcoolique commune.

Traitement. — Régime lacté absolu, iodure de potassium, 3 grammes ; lotions vinaigrées suivies de frictions sèches.

Très rapidement amélioration, arrivant en 20 jours aux apparences d'une guérison complète ; disparition presque absolue de l'ascite (la palpation du foie, faite à ce moment, paraît indiquer que le volume de l'organe est à peu près normal). La malade reprend des forces et de l'appétit : elle sort sur sa demande le 27 janvier, c'est-à-dire après 20 jours de séjour à l'hôpital, en promettant de continuer dehors son traitement.

Nous avons revu la malade à la consultation de l'Hôtel-Dieu 5 mois plus tard, en juillet 1888 : elle ne s'était pas soignée et se présentait dans un état tout à fait pareil à celui qui avait motivé sa première entrée à l'hôpital : elle était de nouveau très amaigrie et *l'ascite s'était reproduite*.

OBSERVATION LXXV

M. FERNET. In th. COUTRAY DE PRADEL.

A..., Marie, blanchisseuse, âgée de 38 ans, entre le 22 avril 1885, salle Sainte-Hélène, lit n° 9, à l'hôpital Beaujon, dans le service de M. le D' Fernet.

Réglée à 11 ans 1/2. Vers 8 à 10, elle a eu une fluxion de poitrine et une fièvre typhoïde ; depuis, sa santé a toujours été parfaite.

Quelques habitudes alcooliques (café, vulnéraire, liqueurs).

Elle n'a pas de tremblement, mais assez souvent elle aurait des pituites le matin.

Elle nie avoir jamais eu d'accidents syphilitiques, et aujourd'hui on n'en trouve aucune trace.

Elle est malade depuis onze jours seulement: elle avait à ce moment ses règles qui n'ont duré que deux jours.

Elle se rappelle avoir eu froid en lavant, et le lendemain matin, en se réveillant elle s'est aperçue qu'elle avait les pieds enflés. Elle affirme que jamais auparavant elle n'avait jamais remarqué rien de semblable. Le soir, l'œdème avait gagné les jambes, les cuisses et le tronc jusqu'à la partie moyenne de la poitrine ; son ventre avait acquis très rapidement un volume assez considérable.

Depuis, l'œdème a persisté, diminuant la nuit, réapparaissant le soir, et quand la malade se fatigue ; à aucun moment, elle n'a eu de douleur dans l'hypocondre droit. Pas d'épistaxis, pas d'ictère, pas de troubles digestifs (en dehors des pituites).

État actuel. — Température 38°. Pas d'œdème de la face, pas de troubles de la vue. Anorexie, constipation habituelle. La miction est facile, les urines sont peu abondantes, assez foncées et riches en urates. Elles présenteraient ces caractères depuis une huitaine de jours, au dire de la malade. Elles ne contiennent pas d'albumine.

Œdème considérable des membres inférieurs, de la paroi abdominale, et même de la partie inférieure de la paroi thoracique.

Ventre très volumineux, 88 centimètres de circonférence, circulation veineuse collatérale, matité à la percussion, sensation de flot très nette.

L'ascite empêche qu'on se rende compte de l'état du foie. Pas de dyspnée ; on trouve seulement quelques râles disséminés dans la poitrine. Rien au cœur.

Traitement. — Régime lacté. Eau-de-vie allemande.

26 avril. Ventre moins tendu. On continue l'eau-de-vie allemande (1/2 cuiller tous les deux jours).

10 mai. Le ventre mesure 91 centimètres de circonférence. Un peu de dyspnée. Ponction donnant issue à six litres 1/2 de liquide clair et citrin.

Le 17. Le liquide de la ponction contient un chevelu de fibrine des plus apparents. Analyse, 0,10 centigr. de fibrine par litre.

La palpation de l'abdomen est maintenant très facile. Le foie est très volumineux, descend sous forme de languette jusque dans la fosse iliaque ; il est dur ; la surface paraît régulière.

Le 25. Le liquide s'est reproduit ; le ventre a repris le volume qu'il avait au moment de la première ponction ; il est peut-être un peu moins tendu.

En l'absence d'un diagnostic précis, on commence à donner à la malade de l'iodure de potassium à la dose de 3 grammes par jour.

2 juin. Nouvelle ponction. On retire 6 litres 1/2 de liquide. Le foie qui, après la première ponction, descendait jusqu'à la crête iliaque, répond maintenant à une ligne transversale passant un peu au-dessus de l'ombilic. Il est toujours dur et lisse.

On continue l'iodure de potassium.

Le 20. Le ventre est souple ; le liquide ne s'est plus reproduit.

Le 30. L'amélioration continue : le foie a encore diminué. La malade se sent mieux.

3 juillet. Cette amélioration notable, à la suite du traitement par l'iodure de potassium, fait incliner de plus en plus vers le diagnostic de syphilis hépatique. On réinterroge de nouveau la malade en ce sens. En examinant la gorge, examen qui n'avait pas été fait au début, on découvre en ce point des lésions très accusées ; les piliers sont presque complètement détruits : la luette déchiquetée est déviée et accolée au côté droit. Il y a eu là certainement une affection grave avec ulcérations profondes. La malade cependant ne se rappelle de rien ; il s'agit donc d'une lésion très ancienne, peut-être congénitale et probablement syphilitique.

Le 10. Le foie diminue toujours : les fonctions digestives sont bonnes ; les forces sont revenues.

Le ventre est un peu volumineux, mais très souple : la circulation collatérale a disparu presque complètement.

Le foie est encore gros ; il déborde de quatre travers de doigt les fausses côtes ; mais en somme son volume s'est considérablement réduit, depuis que la malade a été soumise à l'iodure de potassium.

20 janvier 1886. La malade vient à la consultation et demande à entrer à l'hôpital. Depuis quinze jours son ventre a augmenté de volume : il est dur, volumineux ; la circulation collatérale est développée.

La matité hépatique descend, sur la ligne mamelonnaire, à cinq travers de doigt sous les fausses côtes.

Iodure de potassium, 3 grammes.

12 février. Ventre assoupli. Le foie ne déborde plus que de quatre travers de doigt.

Le 14. Le foie ne déborde plus que de deux travers de doigt.

15 mai. Le ventre est très souple. Le foie ne déborde que d'un travers de doit et demi.

10 août. La malade demande à quitter l'hôpital. Le ventre est toujours un peu volumineux, mais cette tuméfaction tient au tympanisme et non à l'ascite.

Le foie ne déborde plus que d'un travers de doigt le rebord des fausses côtes. L'état général est excellent.

OBSERVATION LXXVI

M. BUCQUOY. In th. de MARINI, p. 45. — *Cirrhose chez un buveur de vin. — Guérison apparente après plusieurs ponctions. — Persistance de l'amélioration, au bout de dix-huit mois.*

Le nommé D... (Alexandre), âgé de 59 ans, tonnelier, entre à l'Hôtel-Dieu, le 9 mars 1888, salle Saint-Augustin, n° 14 *bis*, dans le service de M. le D' Bucquoy. C'est un homme de constitution robuste qui n'a jamais été malade jusqu'en 1884. Il ne s'enivrait pas, mais avoue qu'il faisait une consommation quotidienne exagérée de vin, ce à quoi le disposait sa profession. Il en buvait, en moyenne, cinq litres par jour.

En 1886, il commença à perdre ses forces, à maigrir : il était tourmenté par des pituites fréquentes et son appétit avait considérablement diminué. Son ventre augmenta de volume et il entra à l'Hôtel-Dieu, dans le service de M. Gallard où on porta le diagnostic de *cirrhose atrophique du foie.*

Le malade nous raconte qu'à son entrée, il avait un peu d'enflure des jambes : il était très amaigri et son ventre était énorme. On lui fit trois ponctions qui donnèrent issue chacune à six ou sept litres de liquide. Comme traitement, il prenait des purgatifs fréquents et il était soumis au régime lacté. Il resta six mois dans le service de M. Gallard, s'améliorant progressivement. Après chacune de ces ponctions, l'ascite se reproduisait plus lentement : après la troisième ponction, elle cessa de se reproduire. Quand il sortit, il avait repris ses forces et son embonpoint : il reprit son ancien métier et se remit à son régime ordinaire, ne buvant plus désormais que deux à trois litres par jour. Depuis cette époque, c'est-à-dire depuis un an et demi, sa santé restait parfaite, et il se plaignait uniquement d'une atonie génitale complète.

Depuis deux ou trois mois, il a de nouveau légèrement maigri et son ventre a recommencé à enfler.

Sans la connaissance de ses habitudes alcooliques et sans les commémoratifs dont il nous fait part, il serait difficile d'établir actuellement, chez ce malade, l'existence d'une cirrhose du foie.

A part un léger tremblement des mains, il n'a que des symptômes insignifiants d'alcoolisme. Son sommeil est bon, sa sensibilité intacte et non exagérée. Ses fonctions digestives sont languissantes, mais il n'a pas de pituites.

Le ventre est développé, météorisé légèrement à sa partie supérieure, mais son développement paraît tenir surtout à la surcharge graisseuse de l'épiploon et de la paroi abdominale : on ne trouve pas de signes positifs d'ascite ; le réseau veineux sous-cutané de la paroi de l'abdomen est légèrement plus apparent qu'à l'état normal.

L'examen clinique du foie permet d'assigner à cet organe ses dimensions habituelles ; la rate semble, en revanche, manifestement augmentée de volume.

. Les urines sont rendues en faible quantité, mais sont d'apparence normale : la quantité d'urée des vingt-quatre heures approche de vingt grammes : l'épreuve de la glycosurie alimentaire, exercée sur cet homme, n'a pas permis de déceler la présence de sucre dans l'urine.

Au bout d'une quinzaine de jours de traitement par le repos et le régime lacté partiel, il sort de l'hôpital en bon état de santé pour reprendre son travail (28 mars).

OBSERVATION LXXVII

M. RICHARD. Communication faite par son frère, M. RICHARD, à la *Société médicale des hôpitaux de Paris*. Séance du 28 janvier 1887.

Mme X..., âgée de 44 ans, a pris des habitudes d'alcoolisme à la suite d'une angine diphtérique, pendant le cours et la convalescence de laquelle le médecin lui avait prescrit de l'alcool.

Au commencement de 1884, elle présente les premiers symptômes d'une cirrhose atrophique du foie qui nécessite, le 14 août de la même année, une première ponction produisant 11 litres de liquide. Le 4 septembre suivant, nouvelle ponction amenant 18 litres. Le 11 octobre autre ponction, 11 litres. Le 15 novembre 1884, quatrième ponction, 10 litres. L'ascite se reproduit rapidement, le mari s'oppose à une nouvelle ponction. La maigreur est effrayante et la mort semble imminente. Les jambes sont fortement œdématiées ; des mouchetures sont suivies d'un écoulement très abondant de sérosité. L'ascite diminue peu à peu, et au printemps de 1885, la malade, considérée comme guérie par son entourage, reprend ses occupations et bientôt, hélas ! ses habitudes alcooliques.

L'ascite reparaît, la malade entre dans le service de M. Rendu qui lui fait une nouvelle et dernière ponction.

La femme X... rentre chez elle et se remet à boire ; le mari, fatigué de ses habitudes d'intempérance, la met à la porte.

Depuis lors, c'est-à-dire depuis plus d'une année, elle travaille comme femme de journée, elle ne boit que rarement, les moyens lui faisant défaut ; mais la guérison, au moins apparente, ne s'est pas démentie depuis.

OBSERVATION LXXVIII

M. DIEULAFOY. Communication à la *Société médicale des hôpitaux*, 23 juillet 1886.

M. Dieulafoy cite trois observations de malades qui virent leur ascite disparaître pendant un temps plus ou moins long. Le premier était atteint de cirrhose au cours du mal de Bright. Le second de cirrhose atrophique dont la nature n'est pas relatée ; il mourut de tuberculose peu de mois après. Le troisième avait été ponctionné à l'hôpital Tenon ; quand il entra dans le service de M. Dieulafoy, l'épanchement abdominal s'était reformé abondant, il n'y avait pas de dilatation veineuse cutanée, le malade était un alcoolique avéré, on porta le diagnostic de cirrhose atrophique de Laënnec ; la ponction retira 8 litres de liquide, et l'épanchement ne se reproduisit pas.

V. — Cas de disparition des accidents hépatiques chez des sujets morts au bout d'un certain temps, sans autopsie.

OBSERVATION LXXIX

MURCHISON (Obs. CLXII). — *Alcoolisme, cirrhose hépatique. — Rate grosse. — Ascite. — Gastro-entérite. — Épistaxis et hématémèses. — Guérison de l'ascite à trois reprises, par les diurétiques et autres médicaments.*

E. D..., 39 ans, fabricant de papier, entre le 23 avril 1868, à l'hôpital Middlesex. Un père et un frère morts d'excès de boisson. Depuis longtemps lui-même boit de la bière et des spiritueux, surtout de l'eau-de-vie et du rhum dans les dernières années.

Troubles digestifs depuis trois ans, vomissements, diarrhée, etc. Au moment de son entrée, faiblesse générale. Ventre volumineux, ascite, matité hépatique difficile à déterminer. Rate hypertrophiée. Diurétiques, frictions mercurielles belladonées, régime lacté. Diminution de l'ascite, de la matité hépatique et splénique. Amélioration. Le malade sortait le 22 juin.

Nouveau séjour, à partir du 30 juin 1870, avec les mêmes symptômes. Au bout d'un mois il demandait à sortir.

Troisième séjour, en mars 1873, pour les mêmes phénomènes.

Il resta jusqu'au mois de mai, et il succomba quelque temps après sa sortie. Il n'y eut pas d'autopsie.

OBSERVATION LXXX

M. RAYMOND. In Th. de RIBETON, p. 12. — *Cirrhose atrophique. — Hématémèses. — Ascite. — Deux ponctions. — Guérison par des sueurs copieuses spontanées et une diurèse abondante.* (Service de M. le Dr RAYMOND, à l'hôpital d'Ivry: observation recueillie par M. FLORAND, interne des hôpitaux.)

Le nommé M..., âgé de 46 ans, demeurant à Ivry, est vu en consultation par M. le Dr Raymond, au mois de juin 1884. Le malade n'offre rien de particulier dans ses antécédents héréditaires. Il est profondément alcoolique, mais il n'a jamais souffert d'aucune maladie jusqu'au mois d'octobre 1883. A cette époque, et depuis lors, il a eu plusieurs crises de delirium tremens.

Au mois d'avril 1884, survinrent des hématémèses abondantes, se répétant plusieurs fois par jour, et pendant huit jours consécutifs, du 27 avril au 4 mai.

A la même époque, apparition d'une ascite à développement rapide, avec œdème consécutif des deux jambes.

Lorsque M. Raymond voit le malade pour la première fois, cet homme a un foie petit, une rate volumineuse; il existe un épanchement ascitique assez considérable et une dilatation très marquée des veines sous-cutanées abdominales.

Le cœur est absolument normal. Il n'y a pas d'ictère.

En face des antécédents, de la marche de l'affection et de l'état du malade, M. Raymond porte le diagnostic de cirrhose atrophique, et fait quelques jours après une ponction qui donne issue à treize litres de liquide clair et citrin.

L'ascite se reforme rapidement et l'infiltration s'étend non seulement aux jambes, mais encore à la paroi abdominale.

Le 21 août, deuxième ponction, qui donne issue à neuf litres d'un liquide plus trouble que celui de la première ponction.

L'état général du malade reste bon. Pas d'amaigrissement ou de perte des forces. Selles régulières, 400 grammes d'urine par jour. Elles sont bonnes et ne contiennent pas d'albumine.

L'ascite reparaît plus rapidement encore qu'après la première ponction.

Au commencement de septembre, les bourses sont tellement infiltrées et si volumineuses que l'on est forcé de faire des mouchetures.

Le 20 septembre, la respiration est très gênée. L'auscultation permet de constater qu'il existe aux deux bases des râles fins d'œdème pulmonaire. Le malade est très affaibli, et on n'ose pas tenter une nouvelle ponction, d'autant qu'il existe surtout de l'infiltration des jambes, des cuisses, des bourses et des parois de l'abdomen.

Depuis un mois, le malade est soumis au régime lacté et prend du vin diurétique. Depuis huit jours, il prend, en outre, du raisin en assez grande abondance.

L'état du malade était ainsi à peu près stationnaire, lorsque le 4 octobre apparaissent des sueurs très abondantes, qui durent pendant trois semaines; il survient en même temps une diurèse exagérée.

Les urines devinrent claires et atteignirent le chiffre de 1,500 à 2,000 grammes par jour.

A partir de ce moment, on observe une amélioration progressive dans l'état du malade.

Le 1er novembre, l'œdème et l'ascite ont complètement disparu. Le malade reprend son régime et ses occupations habituelles.

Son médecin, le Dr Courgey, à l'obligeance duquel est due cette observation, écrit qu'à l'époque actuelle, le malade continue à jouir d'une santé parfaite. Celui-ci prétend même ne s'être jamais mieux porté.

Voici les renseignements qui nous ont été fournis par son médecin, le docteur Courgey, d'Ivry, au mois de février 1888.

Cet alcoolique, complètement guéri, a repris ses occupations et ses petits verres jusqu'en septembre 1887 ; à cette époque, il fut repris d'une ascite aussi considérable que celle de 1884. Elle disparut d'elle-même sans aucun traitement ni ponction, ni médicament, et le malade se rétablit encore. En janvier 1888, il eut tout à coup des hématémèses abondantes et mourut en quelques jours. On ne fit pas son autopsie.

OBSERVATION LXXXI

M. CHRÉTIEN. *Archives générales de médecine*, p. 332, 1831, t. XXVII. — *Ascite due à des causes irritantes. — Emploi de la diète lactée. — Urines abondantes. — Guérison complète en quatre mois.*

Un ascitique, sans enflure de ses extrémités, qui étaient au contraire très amaigries, vint me consulter. (Il habitait une ville à quelques lieues de Montpellier.) Son tempérament était nerveux et son caractère irascible. Il avait soixante ans. Sur l'historique qu'il me fit, j'attribuai sa maladie à *l'abus du vin, des liqueurs alcooliques*, et à des mouvements de colère auxquels il se livrait fréquemment. Les urines étaient rares et ardentes ; le ventre était paresseux ; la soif vive. Tout concourait à me faire espérer du succès de la diète lactée, et je la prescrivis avec confiance.

Le malade étant retourné chez lui me fit savoir, vingt-cinq jours après qu'il eut commencé son traitement, qu'il en éprouvait un mieux marqué, qu'il urinait beaucoup, que les urines n'étaient plus aussi foncées, que le ventre plus souple était diminué de volume, et que les selles se rétablissaient ; mais qu'il était ennuyé de la boisson exclusive du lait, et il me demandait avec instance d'apporter quelques modifications à son régime. Dans la visite qu'il m'avait faite, je m'étais aperçu que je ne devais pas lui ménager les expressions ; aussi ma réponse fut-elle courte et forte : le lait ou la mort.

Le malade se décida pour la diète lactée (naturellement) qu'il continua rigoureusement pendant quatre mois, et il lui dut le retour d'une bonne santé qui se soutint six ans. Il mourut d'une pneumonie.

OBSERVATION LXXXII

M. SAUCEROTTE. *Gazette hebdomadaire de médecine et de chirurgie,* 1886, p. 558.

Le capitaine du génie H..., âgé de 40 ans, vient en septembre 1849, consulter à Paris le professeur Fouquier et son médecin ordinaire, qui diagnostiquent une cirrhose ; il retourne en octobre à Lunéville dans l'état suivant : infiltration générale très prononcée surtout à la face ; épanchement assez considérable dans le péritoine. Sonorité très grande de la région hépatique, laquelle n'est ni tendue, ni douloureuse à la pression, bien que le malade accuse un sentiment de gêne ou de douleur obtuse de ce côté. On ne sent pas le foie sous les côtes. La langue est pâle, peu de soif. L'appétit n'est pas aboli entièrement, mais la digestion est lente, accompagnée de pesanteur à l'épigastre et de borborygmes incommodes. Constipation opiniâtre, urines albumineuses. Le pouls, extrêmement faible, ne donne que 40 à 50 pulsations à la minute. La peau sèche tend toujours à se refroidir. Larmoiement des yeux et affaiblissement de la vue. Émaciation extrême, chute des cheveux, atrophie des testicules. Le sang qui sort quelquefois du nez par gouttes, ne donne au linge qu'une tache rosée. Les ongles ne poussent plus. La faiblesse est telle que le malade ne peut tendre le bras, pour tirer le cordon de sa sonnette, ni déplacer ses jambes sans un aide.

Suivent les détails d'un traitement qui dura quatre mois. Un an après, M. H... jouissait d'une santé qu'il ne connaissait pas depuis longtemps. Il poursuivit sa carrière, parvint au grade de colonel, prit sa retraite en 1869 et mourut en 1880, à l'âge de soixante et onze ans, d'une affection gastro-intestinale compliquée d'ictère.

<h3 style="text-align:center">OBSERVATION LXXXIII</h3>

CHRESTIEN. *Archives générales de médecine*, p. 838, année 1831, tome XXVII. — *Ascite fort ancienne. — Diète lactée employée plusieurs fois dans l'espace de dix ans avec le plus grand avantage, mais sans opérer de guérison complète.*

Il s'agit d'un homme de tempérament nerveux, d'un caractère ardent, ayant peu d'embonpoint et depuis longtemps entaché d'un vice dartreux très prononcé. Son âge était de 50 ans.

Il y avait plus de deux ans que le sujet n'avait pas eu besoin de mes conseils, quand il vint me les demander. Ayant palpé l'abdomen, j'y découvris un épanchement qui s'était formé sans avoir été annoncé ni par la diminution des urines, ni par l'enflure des extrémités. La quantité de liquide, à en juger par le flot, me parut équivaloir à six pintes environ. Quoique le volume du ventre fût augmenté, le malade ne s'en était pas aperçu, tant à cause de sa taille élevée, que parce qu'il n'éprouvait aucune incommodité par suite de la collection que j'avais découverte.

Il était venu réclamer des moyens propres à le soulager des inquiétudes fortes que lui procurait une éruption dartreuse très étendue.

Motivant les indications à remplir sur la nécessité de calmer les démangeaisons pénibles qui le tourmentaient, je proposai le lait à titre d'aliment et de remède. Le malade qui, négligeant le régime que je lui avais déjà prescrit, *se nourrissait de mets de haut goût, buvait du vin et des liqueurs alcooliques, quelquefois en grande quantité*, rejeta ma proposition, en se soumettant néanmoins à prendre du lait matin et soir et à se nourrir plus sobrement. Plusieurs mois s'écoulèrent sans que le volume du ventre parût augmenté; mais au bout d'un an, à dater de l'époque où j'avais conseillé le lait, l'ascite ne put plus être méconnue. La quantité de liquide paraissait triple de ce qu'elle était lors de la première exploration, et le malade épouvanté adopta la diète lactée. Quarante jours de son emploi ayant ramené le ventre au volume qu'il avait lorsqu'on l'avait commencé, le sujet ne voulut user du lait que matin et soir.

Il serait ennuyeux de suivre pas à pas l'individu qui, plusieurs fois dans dix ans, ramena par la diète lactée la collection à la quantité que j'appellerai primitive, pour désigner celle que je découvris la première fois.

Avait-elle atteint le point qui avait donné l'éveil ! la diète lui était opposée avec le même succès, mais abandonnée après quarante ou cinquante jours.

Le malade ne mourut pas d'hydropisie ; il périt âgé de plus de soixante ans, d'un tétanos dû à l'impression brusque d'un froid très vif auquel il fut exposé au moment d'une forte sueur.

VI. — Cas de disparition des accidents hépatiques chez des sujets morts au bout d'un certain temps, avec autopsie.

OBSERVATION LXXXIV

M. LEUDET. *Clinique médicale de l'Hôtel-Dieu de Rouen*, 1874, p. 59.
— *Abus des boissons alcooliques, accidents du côté du foie, ascite
nécessitant la ponction, rémission des accidents pendant trois ans.
— Nouvelle ascite. — Ponction. — Mort. — Inflammation interstitielle du foie avec augmentation de volume de l'organe.*

Cavé (Nicolas), 60 ans, entre en 1860, à l'Hôtel-Dieu de Rouen, dans ma
division. Usant depuis longtemps, avec excès, des boissons alcooliques, Cavé a
commencé à éprouver, en 1857, des douleurs dans l'hypocondre droit, accompa·
gnées d'une ascite, pour laquelle on pratiqua une ponction qui donna issue à une
vingtaine de litres de sérosité. A la suite de cette ponction, l'état général s'amé-
liora et la santé fut assez bonne pendant trois années.

Au commencement de 1860, récidive de l'ascite, deux ponctions à deux
semaines d'intervalle ; hémorrhagie dans la cavité du péritoine et par l'intestin
Mort.

Autopsie. — Coloration sanguinolente d'un épanchement séreux dans la
cavité de la plèvre droite et dans le péritoine. Le foie était d'un tiers au moins
plus volumineux que dans l'état normal ; son tissu présentait des bandes cellulo-
fibreuses en grand nombre, circonscrivant des granulations cirrhotiques formées
de cellules du foie volumineuses, infiltrées de matière grasse.

OBSERVATION LXXXV

M. LEUDET. *Clinique médicale de l'Hôtel-Dieu de Rouen*, 1874, p. 60.
— *Abus alcooliques. — Ictère de trois mois de durée. — Rémission
des accidents pendant trois ans. — Ascite. — Ponction. — Mort. —
Inflammation interstitielle atrophique du foie.*

Bertrand, 55 ans, apprêteur, entre le 12 août 1862 à l'Hôtel-Dieu de Rouen.
Il abuse depuis longtemps des boissons alcooliques et éprouve des symptômes de
gastrite chronique. Il y a trois ans, il a été atteint d'un ictère avec coloration
intense de la peau et malaise considérable.

Cette maladie ne cessa qu'au bout de trois mois environ. B... assure qu'il
reprit ensuite un état de santé assez bon.

Il continua à abuser des boissons alcooliques. Six mois avant son entrée à l'Hôtel-Dieu, B... remarqua une augmentation du ventre. Je constatai une ascite considérable. Deux ponctions, pratiquées à un mois d'intervalle, furent suivies d'une adynamie mortelle.

Autopsie. — Intégrité absolue des deux poumons et du cœur. Ascite avec quelques dépôts pseudo-membraneux. Le foie, réduit d'un tiers de son volume, présentait un épaississement marqué de la capsule fibreuse d'enveloppe et des trabécules interstitiels. Granulations cirrhotiques très distinctes avec dégénérescence granuleuse des cellules hépatiques. Rate doublée de volume, ferme et saine.

Observation LXXXVI

M. Legroux. Communication à la *Soc. méd. des hôp. de Paris.* Séance du 9 juillet 1886.

Il s'agit d'un alcoolique atteint de cirrhose atrophique du foie, avec ascite considérable. Le régime lacté et l'emploi répété des pilules de Boutius (4 à 6, 2 ou 3 fois par semaine) avaient amené la disparition de l'ascite, et le malade se considérant comme guéri, demandait sa sortie.

Quatre ou cinq mois après, cet homme entrait dans le service avec les mêmes symptômes que la première fois. Le traitement lui fut de nouveau prescrit et eut encore le même résultat.

Pendant deux ans, ce malade, chez lequel le repos, le lait, les drastiques et probablement aussi la suppression des alcooliques enrayaient la marche des accidents de la cirrhose, reparut dans le service à plusieurs reprises, reprenant ensuite son travail, mais aussi ses excès de boisson.

Une dernière fois, l'ascite dut être ponctionnée, en raison de l'insuccès du traitement précédemment institué, et dès lors, il n'y eut plus d'arrêt dans les symptômes de la cirrhose. L'autopsie confirma le diagnostic.

Cette observation vient confirmer la possibilité de l'arrêt de la cirrhose hépatique, ou tout au moins de la suppression plus ou moins prolongée des phénomènes ascitiques chez certains malades de cet ordre.

Observation LXXXVII

M. Dujardin-Beaumetz. Communication à la *Société médicale des hôpitaux de Paris.* Séance du 13 août 1886. — *Cirrhose alcoolique.* — *Ponction.* — *Disparition de l'épanchement.* — *Pneumonie.* — *Mort.* — *Autopsie.*

Le 17 février 1886, le nommé V..., âgé de trente-huit ans, exerçant la profession de garçon marchand de vin, entra à la salle Chauffard, lit n° 24, à l'hôpital Cochin, service de M. le Dr Dujardin-Beaumetz. Rien à signaler dans les antécédents héréditaires ou personnels. Pas de syphilis ni de maladies anté-

rieures. Le malade est un alcoolique, avec tremblement léger des mains, cauchemars et pituites matinales. Il avoue se livrer à la boisson d'autant plus facilement qu'il est employé chez un marchand de vin.

Le début de sa maladie remonte au mois de décembre 1885. A cette époque il
perdit l'appétit et eut quelques vomissements alimentaires.

Dans le courant de janvier 1885, il vit son ventre augmenter progressivement
de volume : l'anorexie s'accentua et il s'y ajouta une difficulté de plus en plus
grande pour respirer.

A son entrée à l'hôpital, on constate que cet homme a l'aspect d'un cachectique : la figure est maigre, les joues creuses, le nez couperosé.

Son thorax et ses jambes sont également émaciés, contrastant par leur maigreur avec la distension de l'abdomen, qui est globuleux, lisse, laissant voir à sa
surface une dilatation très notable du réseau veineux sous-cutané.

On obtient très nettement la sensation de flot. L'ascite masque la matité hépatique, cependant la palpation permet de reconnaître que le bord du foie déborde
de plusieurs centimètres le bord inférieur des fausses côtes.

Léger souffle au premier temps à la pointe du cœur.

Rien aux autres organes.

On pose le diagnostic : cirrhose alcoolique du foie. On met le malade au
régime lacté intégral et de plus on lui fait prendre par jour 4 grammes d'hippurate de chaux.

10 mars. L'ascite a notablement augmenté, la cachexie a fait des progrès ;
le malade peut à peine respirer ; les urines sont rares.

On fait une ponction qui donne issue à 5 litres 1/2 de liquide ascitique clair
et citrin.

Le 12. Le liquide s'est un peu reproduit, mais le malade accuse un mieux
sensible, il urine davantage.

On continue le lait et l'hippurate de chaux.

15 avril. L'ascite a complètement disparu ; le malade se lève et demande à
manger.

26 mai. Le malade est complètement guéri, cependant le foie reste gros. Il
demande une permission de sortir pour terminer quelques affaires avant de
retourner dans son pays, où il doit achever sa guérison.

Le 27. Le malade fut pris d'un frisson violent. En l'interrogeant, il raconte
que la veille il s'est grisé et s'est endormi à l'humidité dans le bois de Meudon.
En l'examinant le soir, à dix heures, submatité à la base du poumon gauche.
Râles crépitants dans la moitié inférieure de la poitrine de ce côté. Température, 40°,5.

Le 28. Souffle tubaire dans presque toute la hauteur de la poitrine. Température, 40°.

Le 29. Le malade succombe à sa pneumonie.

Autopsie. — Le poumon gauche est hépatisé dans les deux tiers de sa hauteur, à partir de sa base ; un fragment placé dans l'eau va au fond du vase. Rien
au cœur, si ce n'est une plaque d'athérome sur la valvule mitrale.

Dans l'abdomen, il y a une quantité de liquide qu'on peut évaluer à un litre environ.

Le foie pèse 2 kilogr. 700. Il est lisse à sa surface, il crie sous le couteau qui le sectionne ; sur la surface de la coupe on voit la substance hépatique sous forme des granulations classiques de la cirrhose.

La rate est volumineuse et pèse 800 grammes ; elle est couverte de dépôts pseudo-membraneux de périsplénite. Les reins sont congestionnés ; leur surface est lisse et ils se laissent facilement décortiquer.

L'examen histologique du foie montre une cirrhose un peu avancée. Les espaces de Kiernan sont très notablement agrandis au point d'occuper presque la moitié de la surface de la coupe. Chaque lobule est entouré d'une large bande de tissu conjonctif adulte de laquelle partent des tractus plus minces qui pénètrent dans l'intérieur même du lobule à travers les cellules hépatiques.

Outre ce tissu conjonctif adulte, les espaces de Kiernan sont remplis d'une grande quantité de cellules embryonnaires diffusées dans l'espace, mais nombreuses surtout autour des ramifications veineuses.

Les cellules hépatiques sont normales dans la plupart des lobules, mais dans un certain nombre, il existe une dégénérescence graisseuse manifeste.

OBSERVATION LXXXVIII

M. GUYOT. *Soc. méd. des hôpitaux de Paris.* Séance du 14 janvier 1887.

Il s'agissait d'une femme exerçant la profession de jardinière, manifestement alcoolique et qui avait présenté une cirrhose du foie très nette avec ascite et anasarque généralisée.

Les accidents disparurent et cette femme put être considérée, pendant deux ans, comme guérie. Elle entra alors de nouveau dans mon service et succomba ; nous pûmes constater à l'autopsie qu'il existait bien une cirrhose atrophique du foie absolument typique.

TABLE DES MATIÈRES

IMPRIMERIE LEMALE ET Cie, HAVRE